미래의료생태계와 건강플랫폼

(Healthcare Platform)

미래의료생태계와 건강플랫폼

(Healthcare Platform)

윤인모 지음

서울경제경영

사랑하는 나의 아내와 가족의 도움에 감사를 드립니다.

| 추천의 말씀 |

저자 윤인모 박사는『대한민국 의료산업 세계의 강자를 꿈꿔라』를 2년 반 전에 출간하여 문화관광부에서 우수도서로 선정하였으며 의료산업에 종사하는 사람들에게 신선한 충격을 준 바 있다. 우리나라 의료산업의 미래를 경영학의 이중나선구조 모형으로 자세히 수술하여 멋진 미인의 모습으로 제시했었다.

그 후 저자는 실제로 압구정동에 성형외과를 개업하여 짧은 시간에 의사 네 명과 간호사 등 이십 명이 일하는 병원으로 성장시켰다.

저자가 먼저 책을 출판할 때는 의료경영 교육분야에서 컨설턴트로서 활동하고 있었다. 책을 출판한 후 병원을 개업하여 자신이 주장한 바를 실제로 병원경영에 접목하며 이론을 실제로 입증하고 있다. 병원경영에서도 끊임없이 최신 경영이론을 도입하고 있다. 우리나라에서는 포스코 그룹과 삼성 그룹 등에서 2년 전부터 도입하기 시작한 감사경영을 도입하여 병원 내의 구성원들의 긍정심리자본(Positive Psychology

Capital)을 축적시키며 성과를 높이고 있다.

이 책은 『대한민국 의료산업 세계의 강자를 꿈꿔라』의 2편에 해당한다. 1편에서는 이해관계자와 산업의 구조에 대해서 저술하였다면, 2편에 해당하는 이번 책에서는 대한민국의료산업이 세계의 강자가 되기 위해서는 건강플랫폼(Healthcare Platform)이 필요함을 이야기하고 있다. 플랫폼을 사전적으로 여러 가지로 정의할 수 있겠지만 쉽게 이해하자면 애플의 전략이 플랫폼을 새로 만든 전략이다. 깜짝 놀랄 새로운 기술이 아니라 지금까지 개발된 기술들을 iphone과 ipad라는 한 가지 플랫폼에 집약시킴으로써 지금까지 무선전화기의 강자였던 노키아나 모토로라, 블랙베리 등을 거의 사경에 이르게 하고 있는 것과 같이 산업생태계 자체를 바꾸어버리는 것이다. 이와 같이 플랫폼은 산업의 생태계와 게임의 룰 자체를 바꾸는 전략이다.

저자는 우리나라 의료발전의 문제는 이미 지불여력이 없어진 의료이해관계자의 대립이라고 진단한다. 그리고 그 해결책으로 새로운 건강플랫폼을 제시하였다. 구체적으로 어떻게 설계할 것이며 플랫폼의 가치에 대해서도 상세히 기술하였다. 플랫폼 설계에서는 확장성, 호환성, 연결성, 상업성, 보완성과 투명성 등 여섯 가지 항목을 반영하여 설계할 것을 제시하였다.

첫째, 플랫폼의 구축순서는 전국단위의 국가개인건강계정(National Personal Health Record System, NPHRS)을 설계한다.

둘째는 이 시스템을 운영할 기간사업자를 선정한다.

셋째는 모든 건강공급자를 이 플랫폼 안에 통합한다. 의사가 운영하는 의료기관뿐만 아니라 비의사 건강공급자들도 플랫폼에 통합하여 모든 건강공급자들이 하나의 전국단위건강플랫폼에서 창의적 아이디어와 기술을 발굴할 수 있고 속도감 있는 임상시험을 할 수 있으며 마케팅활동도 역동적으로 일어날 수 있게 된다고 한다.

윤인모박사가 제시하는 PaaS (Platform as a Service)는 IT 기술이 발달한 우리나라에서는 구축하는 데 큰 어려움이 없으리라 생각한다. 이 플랫폼을 운영할 기간사업자 선정이 핵심적인 일이 될 것이다. 그러나 이 플랫폼이 도입되면 우리나라 건강산업의 경쟁력이 한 단계 높아질 것이며 지불여력이 바닥난 의료이해관계자 간의 대립과 제약회사의 리베이트 문제 같은 난제도 해결될 수 있으리라 확신하며 의료산업에 종사하는 모든 사람들, 특히 정책수립에 관여하는 사람들은 꼭 한번 읽어보면 좋겠다.

2013. 2

대림대학교 총장 **제갈정웅**

| 머리말 |

그레이엄벨은 원통 두 개를 코일에 연결해서 원통과 코일을 물리적, 화학적으로 합쳐서는 도저히 얻어낼 수 있을 것 같지 않은 결과인 인간의 목소리를 전달하는 전화기를 발명해냈다. 융합은 이렇듯 인류발전에 중요한 원동력으로 작용했다. 고객의 니드가 빠르게 진보하는 시대에 융합은 더욱 중요해 졌다. 나홀로(stand alone) 있어서는 이러한 고객의 니드에 쫒아갈 수 없는 사실은 이미 주지된 사실이다. 이에 현대에는 융합과 협력의 틀이 더욱 중요해졌다.

자본과 노동을 투여해서 이뤘던 고도성장시대는 이미 과거가 되있다. 성장이 정체기 되면서 자본과 노동과 같은 눈에 보이는(visible) 자원이 아닌 눈에 보이지 않는(invisilble)힌 경쟁력을 창출하는 것이 필수적인 생존방법인 시대이다.

구글이 인터넷의 강자가 되기 위해서 선택한 방법도 융합이다. 구글이 고용한 뇌신경외과의사는 나중에 구글의 운영책임자가 되었다. 인간의 뇌로부터 발전의 모티브를 얻어가고

있는 것이다.[1]

미국의 경영잡지[2]가 선정한 2011년 세계에서 가장 혁신적인 회사들 중의 일부의 모습을 조사해 놓은 제품들의 목록을 보면 이들의 새로움(Novelty)은 기존의 기존의 요소(Continuity)에 이종(Difference) 간의 결합의 결과물을 주된 경쟁력으로 하고 있다.

Apple의 itunes는 컴퓨터생산과 콘텐츠 거래체계의 결합으로 새로운 차별화를 만들어냈고, 트위터는 개인/소그룹 단문 서비스와 개방형 관계 및 애플리케이션을 통해서 경쟁력을 유지하고 있다. 페이스북은(Face book)은 회원전용인명사전 과 가상의 온라인공간, 그루폰(Groupon)은 소매채널과 대량구매의 병합, Google검색서비스는 방대한 데이터와 개인화를 동시에 제공한다. 징가(Zynga)소셜게임은 인터넷게임과 SNS를, 에포크라테스(Epocrates)는 의료전문가와 모바일 어플리케이션을 융합함으로써 경쟁력을 만들어냈다.

자본과 노동력에 의해 성장하는 시대를 지나 융합이 경쟁력인 시대로 가고 있다. 우리의 미래생존을 위해는 이러한 융합의 틀을 어떻게 제공할 것인가에 초점이 맞춰져야 한다.

그러나 아쉽게도 한국의 의료산업은 자본과 노동의 투입에 의해서 성장하는 구조를 벗어나고 있지 못하고 있다. 더 아쉬운 것은 이러한 발전의 틀을 고민하지 않는 것이다.

협력은 융합의 중요한 방법이다. 민간의료, 공공의료 산업화 등의 화두가 실행이 가능하려면 한국의 의료산업은 협력의 틀부터 연구해야 한다.

그러나 1편의 6대 이해관계자는 물론이고 주요한 3대 이해관계자(정부, 소비자, 의료공급자) 간의 장벽은 높아보인다. 그결과 R&D의 비용은 전세계에서 상위권이라고 하지만 이는 순서에 불과할 뿐, 주요 경쟁국과의 양적 비교에서는 절대숫자에서 현저히 열세다.

SCI 논문관련 국가순위가 상위권이라고 하지만, 이것도 주요경쟁국과 비교해보면 그 양도 매우 적다.

논문의 호흡이 짧다보니 그 질도 그리 높지 않다고 평가되고 있다. 한국의 산업기초체력은 양과 질에서 한마디로 별로다. 마케팅의 능력과 유통망도 시원찮다.

제약의 경우 외국계의 회사의 과학적 마케팅에 밀리는 경우는 쉽게 찾아볼 수 있다.

관련산업을 봐도 전자산업의 강점을 가진 한국은 이를 바탕으로 하면 우위를 가질 수 있는 의료기기분야에서도 발전이 정체되어 있으며 산업의 대동맥인 금융과 통신은 의료에서는 제 역할을 못하고 있다. 돈과 정보가 돌지 않으니, 서비스와 제품도 잘 돌지 않는 것은 당연지사라 하겠다.

우리정부가 자랑스럽게 이야기하는 OECD평균이 안되는 비용으로 의료관련 지표를 훌륭하게 유지하고 있다고 자부하지만 의료비 증가율은 OECD평균보다 두 배이다. 현재를 자신할 때는 아니다.

의료비를 책임지는 정부, 소비자, 의료공급자는 서로 지불여력이 고갈이 되면서 첨예한 대립 속에 그나마 유지되던 협력이 효율성도 급격히 떨어지고 있다.

한국의 의료산업과 의료제도는 발전이 늦어지니 오래전부터 현재까지 비슷한 문제로 고민하고 있다. 그러나 지금까지 열심히 해 왔음에도 한계에 부딪혔다면 대한민국의료산업에 구조적 문제가 있음도 생각해 보자.

진시황제가 담을 쌓을 때, 로마는 길을 닦았다고 한다.[3] 우리가 4만 달러 시대에 걸맞은 의료의 구조를 갖추려면 담을 쌓을 수 밖에 없는 현재의 구조에서, 길을 내야 생존하는 구조로 바뀌어야 활로가 열릴 것이다. 우리가 결정할 수 있는 것은 길의 방향과 폭 정도이다.

이 책은 우리의 미래를 담고자 하였다.

일할 수 있는 건강이 재산인 고령화 시대에 헌법에 명시된 기회의 균등 속에 건강증진의 기회균등까지 제공할 수 있는 시스템을 제안한다. 이 책이 미래한국의료설계의 방향설정에 도움이 되기를 바란다.

2013년 3월

진료실에서 **윤인모**

| 차례 |

Part 03

Part 04

미래헬스케어혁신의 방향—가치기반경쟁의 생태계 (Business ecosystem with value Based competition) 079

Part 05

미래한국의 건강플랫폼을 설계하자. 117

Part 06

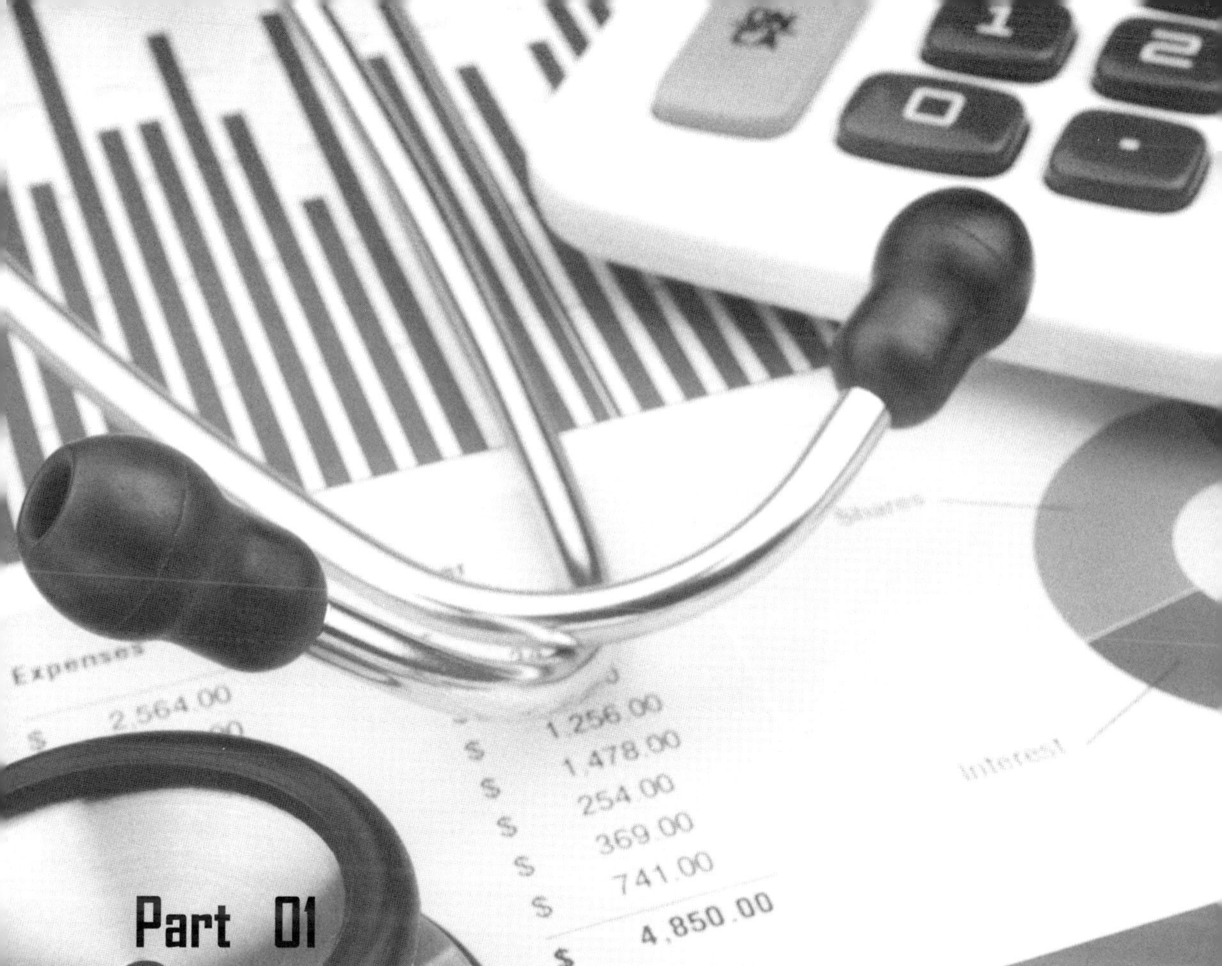

Part 01

대한민국 의료! 상생의 틀을 개선하라.

지불여력이 없어진 의료이해관계자의 대립 속에 의료발전구호는 무지개처럼 곱지만 손에 잡히지 않는다. 대한민국 의료는 다양한 도전에 직면해 있다. 제조업(제약,기기 etc)을 보면 새로운 지식과 생각의 부속, 그리고 그것을 제품화하고 상용화하는 역량부족으로 요약된다. 통신,금융,물류는 산업의 대동맥같은 것인데, 이러한 대동맥의 미발달로 산업전체가 건강하지 못하다. 정보와 돈이 돌지 않으니 제품과 서비스가 돌지 않는 것은 당연하다. 병원은 외형위주의 발달(medical arm competition)로서 일어나는 손실도 문제이지만, 이를 바탕으로 해도 기능적 환자를 쫓아가기에는 포용력이 적다. 서로 옳다고 하면서 몸집만 키우고 있다. 정책도 백년대계를 세우기보다는 당장의 선거승리에 유리한 방향에서 제안되는 부분도 적지 않아 보인다. 이러한 과정에서는 공급자와 소비자의 모럴헤저드를 막지는 못한다. 그러나 이러한 다양한 도전 속에는 두 가지 큰 상황의 변화가 있다. 이것이 생각을 달리해야 하는 이유이다.

01 내적 환경변화—버틸 힘이 부족한 정부, 소비자, 의료공급자

발전의 틀을 새롭게 해야 하는 가장 큰 이유는 의료비이다. 의료비의 지불주체는 정부, 소비자, 의료공급사이다. 이들 사이에 헬스케어 비용은 시대에 따라 다양한 이전(Shifting)현상을 보여준다.[4]

국가보험, 민영보험, 고용주, 고용인 그리고 소비자 사이에서 항상 비용 전가 게임이 일어난다.

마치 한쪽을 누르면 한쪽이 튀어 나오는 통제불능의 풍선과 같다.

이러한 핑퐁과 같은 비용 전가 게임이 이제는 한계에 이르러 완충도 어렵게 되고 있다.

보건복지부가 공개한 OECD(경제협력개발기구)의 국민의료비 통계에 따르면, 1980년대 후반 국민건강보험 통합 이후

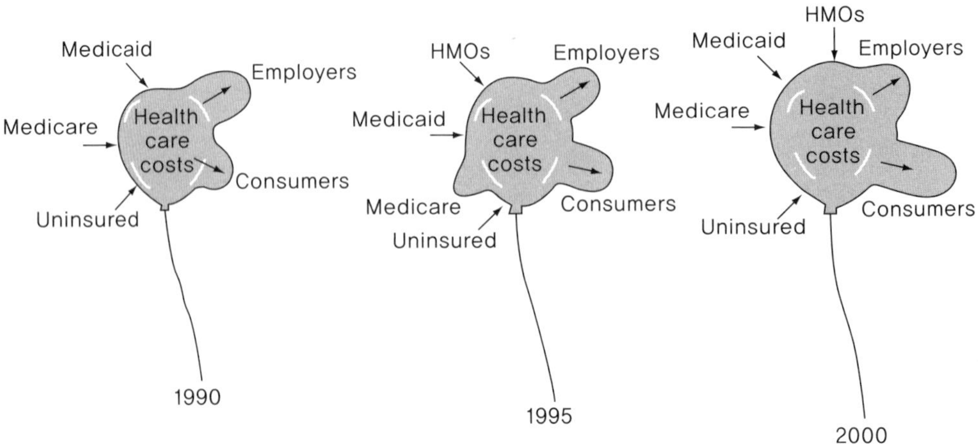

▶ **그림 1** 헬스케어비용의 Cost Shifing Competition[4]

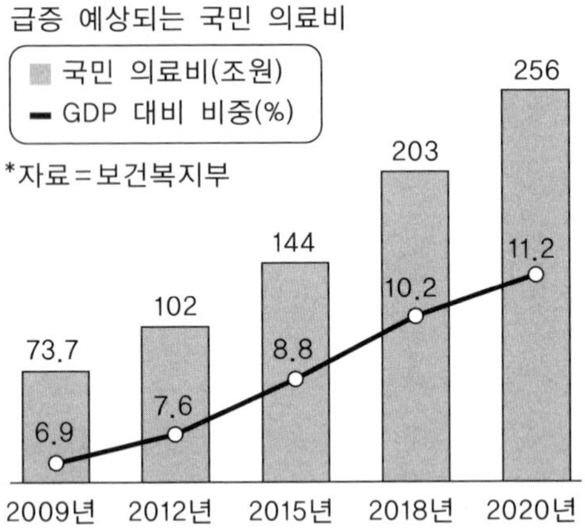

▶ **그림 2** 2020 의료비 예상(자료 보건복지부)

▶ **표 1** 국민의료비 추계

GDP대비 국민의료비 추이 단위 조원%

	2005	2006	2007	2008	2009	2010
국민의료비	49	55	61.4	66.3	73.7	82.9
(GDP대비, %)	5.7	6	6.3	6.5	6.9	7.1
공공의료비	25.9	30.4	34.3	37.1	42.9	48.3
(구성비, %)	52.9	55.3	55.8	55.9	58.2	58.2
민간의료비	23.1	24.6	27.1	29.2	30.8	34.6
(구성비, %)	47.1	44.7	44.2	44.1	41.8	41.8

출처: 보건복지부 『국민의료비추계 및 국민보건계정』(매년), 2012 OECD Health Data

2010년까지 한국의 의료비 지출 증가율은 연평균 9% 수준으로 OECD 평균(4.5%)의 두 배에 달했다.

정부도 과거보다는 시간의 촉박함을 느끼고 있다.

OECD 평균보다 낮음을 자랑해온 국민의료비는 이제 OECD 평균에 접근해 가고 있고, 곧 이를 추월하여 2020년에는 한국의 의료비가 256조(GDP대비 11.2%)에 달해 우리의 부담으로 작용할 것으로 예측된다.

소비자도 의료비 지불에 익숙치 않다. 쿠폰형 건강보험제도와 저수가 의료에 익숙해진 결과 의료서비스의 고급화는 원하면서 이에 따른 지불은 원하지 않는다.

더욱 중요한 사항은 저성장시대에 들어가면서, 과거와 달리

부를 확대할 수단과 방법이 부족해졌다. 금전적 여유가 없어지고 있다. 게다가 고령화 사회로의 진입은 소비자들의 지갑을 더욱더 닫게 만들고 있다. 이러한 저성장 고령화 시대의 진입이 소비자 완충능력고갈의 가장 큰 이유이다.

그나마 유일한 의료비 지불의 완충 지역으로 작용하던 것이 의사 및 의료기관이었다. 정부는 의료수가가 낮은 줄 알면서도 국가운영을 위해서 의료비의 증가부담 일부를 의료기관에 부담 지웠다. 의료기관도 낮은 수가에 불만이 많았다. 그러나 이직에 대한 스트레스와 타직종과의 다양한 면을 비교하면 의료에 종사하는것이 타 직종보다 낫다고 판단되어졌다. 1997년도 IMF 이후에 평생직장의 개념이 사라지면서 전문직이 선호가 된 것도 이유 중의 하나이다.

그러나 이제는 그렇지 않다. 서울의 일부 대형병원의 의사들을 제외하고 나면 그 외의 대학병원과 특히 개원의의 소득은 물가상승률을 따라가지 못한다. 그럼에도 의료는 이러한 의료비 지불의 완충지역을 해왔다. 이러한 완충은 의사들의 미달되는 급여와 학력인플레이션으로 버텨왔다. 학력인플레이션은 인턴, 레지던트, 분과전문의, 박사학위취득으로 나타난다. 30대 중반에 생활고를 느끼면서도 대학병원에서 경력을 쌓겠다고 있는 의사들이 수두룩하다. 이들도 의사로서의 책무는 다하고 있다. 그러나 이제는 이러한 완충효과도 이제는 거의 고갈되었다.

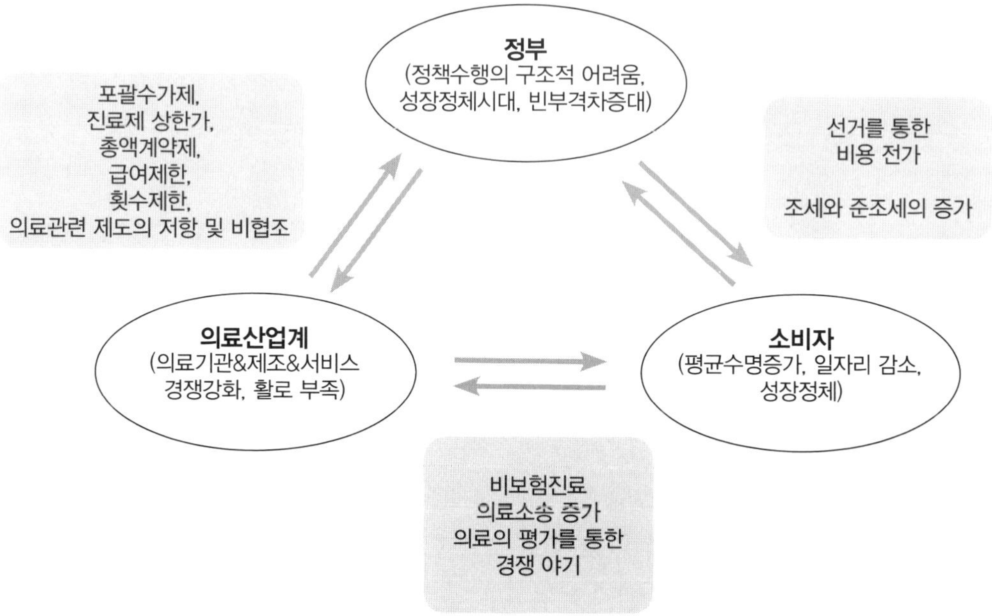

▶ **그림 3** 정부, 소비자, 의료기관 간의 비용 이전의 현상

이렇게 주요 3자가 버퍼링(완충능력)이 안되는 상황에서는 결국은 힘의 대결이 시작이 되고, 이는 공조가 안 되는 의료를 더욱 협력이 안 되는 상황으로 몰고 간다.

정부는 의료비상승에 대한 비용 전가를 계속하고 있다. 소비자도 지불의사가 없으니 정부와 의료계에 비용 전가의 공약에 표를 던지고 있다. 사회계층의 양극화는 의료비용을 세금을 통한 사회재분배시스템에서 해결하고자 하고 있다. 그러면서 의료서비스의 고급화는 계속 요구되고 있다. 완충능력이 없어진 의료기관은 비급여진료에 집중하고 있고, 이를 불신한 성부와 국민은 이를 감시하여 막으려고 하고 있다. 그러나 그나마 더 어려워질 경우에, 의사들의 해외러쉬가 시작되고 국내 의사들이 빠져나간 빈자리는 다른 나라의 저렴한 의사로 채워지는 현상이 일어날 것임을 쉽게 예측할 수 있다. 전 세계적으로 의사의 숫자는 아직도 부족하다. 게다가 글로벌 시대에 의사의 이동은 더욱 쉬워졌다. 이렇듯 살기 어려운 곳을 피해서 해외로 이주하는 의사들의 행렬은 이미 해외에서는 일어나고 있는 일이다.

영국의 가장 큰 골치는 자국에서 비싼 돈 들여서 시켜놓은 의사가 생활하기 좋은 해외로 나가고, 대신 그보다 못한 의사가 의료시스템에 배치되고 있는 현상이다.

이 과정에서 저개발국가에서도 애써 교육시킨 의사가 선진국으로 흘러나가는 현상으로 의사의 부족현상은 더욱 심해진다. 한국도 예외가 아닐 것으로 본다.

이러한 주요 3자의 불협화음 속에서 산업과 제도가 피폐해지는 것은 자명하다. 제약사와 의료기기사 등의 제조업 등도 가치전달보다는 다른 부분에 노력을 많이 해왔다. 산업의 동맥인 통신 및 금융업등도 역할이 미흡하기는 마찬가지이다. 효율성이 저하되는 영역에는 자원을 제공하기가 쉽지 않다. 순환이 안 좋은 곳에 혈류가 들어가면 저류가 되어 오히려 악영향을 미치고, 암세포에 혈류가 가면 암세포가 자란다. 산업이 정리되지 않은 상태의 혈류공급은 오히려 발전에 저해가 될 수 있다. 정비가 되어 대동맥으로 순환의 역할을 할 수 있도록 산업이 틀이 디자인되어야 통신과 금융은 효과를 발휘한다. 의료제도와 의료산업의 성적표는 소비자에 전달되어지는 의료의 질로서 평가받는다. 그러나 이러한 근간이 흔들리면, 그 다음의 발전단계로 접어들기가 쉽지 않음은 쉽게 이해할 수가 있다.

02 외적환경의 변화—돈이 부족한 저성장시대, 돈이 필요한 고령화시대

연구개발비의 급증, 세계환경의 변화, 기술수명의 단축, 복잡성 증가, 글로벌화[5] 등으로 자기만의 성을 쌓는 경우에는 도태될 수 밖에 없는 상황이다.

또한 고객의 니드가 의료의 발전속도보다 빠르게 변화한다. 그러나 100년 전에 나눠진 해부학적 기반에 형성된 현대의학의 체계는 기능적으로 변하는 고객(치료의 대상인 환자가 아닌 능동적으로 건강을 찾는 고객)을 쫓아가기 어렵다. 걸어가는 분열적 조직이 날아가는 통합적 고객을 맞추기가 어렵다. 폐쇄성 혁신(Closed innovation)과 경직된 조직으로는 외부환경변화를 쫓아갈 수 없게 되었다.

R&D의 경우에도 미국의 주요 메디클러스터는 혁신을 주무기로 삼는 대학의 연구물과 라이선스 이전을 합법화하고 사업을 용이하게 지원하는 제도의 기반을 통해서 유럽의 주요 의료기업을 미국 내로 끌어들이는 데 성공했다. 중국의 경우에도 저렴한 노동력과 우수한 인력, 그리고 풍부한 시장을 바탕으로

해서 중국은 이미 세계의 연구소가 되어가고 있다.[6]

이렇듯 외부의 변화는 우리보다 빠르다. 소비자와 상대국가의 빠른 변화속도는 우리의 1인당 GDP 2만 달러 유지도 위협할 수 있을 것 같다. 그러나 우리는 이를 넘어서 4만 달러 이상의 시대를 목표로 삼는다. 이러한 외부환경변화에 두 배 이상의 성장목표를 세운다면 그에 걸맞은 전략이 필요하다.

03 우리의 미래는 새로운 상생의 틀 구상부터 시작하자.

구조는 전략을 따른다.[*] 우리는 무엇을 얻어내야 하는가에 따라서 우리의 구조를 결정한다.

우리가 얻을 것은 다음과 같다.

첫째: 미래한국사회의 공공의료시스템을 구축해야 한다.

의료의 시사점을 주는 대상으로 연구해온 국가들을 보면 싱가폴, 북유럽의 국가들, 쿠바 그외의 다양한 국가들이 있다. 이들이 장단점을 잘 취합해서 반면교사로 삼아야한다. 그러나 그 중에서 가장 중요한 것은 주치의제도이다. 주치의제도는 개인이 겪는 건강의 어려움을 같이 극복해줄 의사가 배정되는 것이다. 이는 단순히 관리의 문제가 아니다. 전체의 자원 효율성

---

* A. Chandler는 환경과전략, 조직구조사이의 적합성을 "구조는 전략을 따른다" (Structure follows Strategy)라는 유명한 명제로 표현했다. 전략은 주어진 환경에 적합하여야 한다는 뜻이다. 챈들러의 이 말은 전략경영이라는 학문분야가 탄생하는 계기가 되기도 하였다.

과 의료의 활성도에 관한 중요한 기초이다. 주치의가 방의 문턱을 넘어가야 조기진단과 치료, 예방이 이뤄지며, 효율성이 떨어진 자원들의 활용도가 올라간다. 이를 우리의 현실에 맞추어 한국형 의료시스템의 토대로 삼아야 한다.

둘째는 의료의 산업화가 이뤄져야 한다.

대한민국이 더욱 발전하려면 현재 세계무대에서 주목받는 한국기업의 수만큼의 새로운 기업이 나와야 하는 것은 필수적이며, 이 중에서 생명공학, 의료산업과 관련된 기업에서도 글로벌기업이 출현해야 함은 필연적이다.

더욱 주목할 점은 이러한 발전을 이루지 못하면 제약주권, 의료기기주권이 위협받는 상태가 발생될 수 있다. 외국의 의료기기업체가 의료기기소모품을 공급하지 않으면 조기위암수술이 중단되는 과거의 사태는 시사하는 바가 크다.

단순히 의료 산업화가 되면 의료비가 상승할 것이라는 예측만으로 미래를 발목잡는지는 아닌지 면밀한 검토를 해야 한다. 의료산업화 과정에서 발생할 수 있는 문제점이 개선가능한 부분과, 일어나서는 안되는 부분으로 나눠서 접근해야 한다. 우리가 의료주권독립이 가능했던 기초토대인 의료산업화를, 적대시 하는 것은 아닌지 살펴봐야 한다. 우리가 누리고 있는 의료주권과 이를 가능하게 했던 요소를-풍요로움에 젖어-근본석으로 부정하고 있는 우를 범하고 있는 것은 아닌지 살펴봐야 한다. 병원이 없었던 시절에 약과 의료기기 생산이 어렵고 의료서비스기관도 없을 때 이러한 자원은 대부분 타국의 원조가 많았다. 그러나 이제는 약이 없으면 원조 대신 우리는 매우 비싼 값을 치르고 구입을 해야 한다. 우리가 발전해야 하는 이유는 여기에 있다.

이에 많은 토론회에서 의료산업에 관해 많은 결론이 도출된다. 선택과 집중을 통해서 선순환구조를 만들어야 한다고 이야기하고 상생구조를 만들어서 의료강국으로 가야 한다고 이야기한다.

상생하는 구조

말은 좋은데 실지로 이것을 실행하기는 쉽지 않다. 선언을 넘어서 심각하게 고민해본 적이 별로 없는 것이다. 우리가 지엽적인 고민을 넘어서 이러한 상생구조를 설계하고 실행하려는 노력은 별로 없었다.

선순환구조, 상생의 구조가 답이라고 하면서 여전히 비용 전가 게임, 비용 강제 낮추기를 한다. 누가 이를 선순환이라고 할 것인가.

단순한 선언으로만 해결이 되지 않는다. 선언은 목표로 나오고 목표를 바탕으로 전략을 짜고 전략은 시간적으로 달성목표시간(Time bound)을 가져야 실행된다. 이 중에 가장 넘기 어려운 것이 무엇일까. 바로 이러한 전략과 실행이 필요하다는 공감대 형성이다.

04 어려워도 반드시 필요한 혁신

변화는 혁신에서 시작된다. 혁신은 필연적으로 고통을 수반한다. 혁신(革新)을 이야기할 때의 가죽혁(革)자의 의미는 그런 것이다. 껍질을 벗기며 쇄신한다는 의미가 담겨있다. 혁신과정에서는 힘의 균형이 깨지고, 자기가 서있는 위치가 변하고, 음지가 양지가 되거나 양지가 음지가 되는 일도 필연적이다.

이에 혁신은 본질적으로 성공이 쉽지 않다. 혁신은 항상 소수가 시작하며 이들이 주장하는 미래에 대해서 다수는 불분명하다고 느낀다. 따라서 현재의 위치를 지키고자 하는 현재의 다수를 불분명한 소수가 변화시키기에는 쉽지 않다. 다수는 불분명한 미래보다는 현재의 것이 더 안전하다고 선호한다.

그래서 불분명한 미래로 뭉쳐진 소수가 확실한 현재를 선호하는 다수를 상대로 혁신을 이루기는 어렵다.

그러나 혁신도 적기가 있다. 우리가 버틸 수 있을 때 혁신해야 한다. 암환자도 항암제를 투여받으려면 체력부터 상승시키는 것을 상기하라.

세월이 지나도 변하지 않는 이유는 직역 간의 이해갈등이 첨예하게 버티고 있기 때문이다 이에 혁신은 끼어들 틈이 없다. 정치는 호흡이 긴 것보다는 당장의 표심을 잡는 일에 급급하다. 소비자는 받는것에 익숙해져 있고, 지불의사는 적어보인다. 정부기관은 바그너의 법칙(wagner's law)*처럼 자기부서의 사용비를 늘리기 위해서 노력하고 있다. 의료공급자는 권리와 혜택이 축소되면서 경계심 속에 경직되어 있다. 혁신의 명함은 내밀기도 쉽지 않아 보인다.

100년이 넘는 의료자체의 갈등구조는 '관성의 법칙'처럼 지금도 이어져 오고 있다.

미래에도 답보상태가 예상된다면 발전 가능한 틀로 변화해야 하는 것은 자명하다. 단편적인 개선만 하니까. 발전이 없는 것이다. 협력이 어려운 구조와 프로세스를 원활한 협력이 되도록 개선하는 것이 혁신의 기본지향점이다.

---

* 바그너의 법칙은 GDP에서 차지하는 정부지출의 비중이 점차 커지는 현상을 설명한다.
1. 정부의 업무는 국방이나 치안교육, 보건 등 대부분 대국민서비스인데 생산성이 기업처럼 빨리 향상될 수 없어서 비용이 계속 늘어난다.
2. 선진국 등 사회복지가 잘된 국가에서는 복지비의 지출이 계속 늘고 있고 한번 증가한 복지비를 줄이기가 어렵다.
3. 정부의 각 부처들은 자기 부처의 이익을 위해 예산을 계속 늘리는 경향이 있다. 국가 전체를 바라보기 보다는 자기 부처의 영향력을 키우는데 급급하다 보니 정부지출규모가 날로 커지는 것이다.

구조와 프로세스 혁신은 매우 파급력이 있다. 은행창구에서 줄서지 않는 무질서고객을 번호표 발급기가 바꿔놓았고, 지하철 내에서 끼어앉음으로써 주는 불편함은 지하철에 살짝 들어간 자리표시가 불쾌한 질서를 바로잡았다. '나만 건드리지 않으면 돼'의 상태에 정지해 있는 대한민국의 헬스케어를 바로잡을 혁신이 필요하다.

그럼 누가 이러한 갈등구조를 선순환구조로 풀어갈것인가. 논의와 타협을 누구의 주노하에 이뤄갈것인가, 이는 산업의 리더가 통일을 해야 한다.

산업의 리더는 병원이 아니고 정보통신으로 무장한 소비자이다. 이곳에서부터 혁신의 논의가 시작되어야 한다. 그래서 소비자측의 무기인 개인건강기록(PHR Personal Heath Record)이 중요하다.*

5%의 성장은 불가능해도 30%의 성장은 가능하다는 어느 기업가의 말처럼 모든 것을 원점에서 생각해야 혁신이 된다.

대한민국은 이야기 논점을 옮겨가야 한다. 서비스배분의 방법의 갑론을박을 넘어서자. 대신 협력을 통한 외부성 창출과 이

---

* 의료 기록에는 병원에서 기록하는 Elecrical Medical Record가 있고, 개인이 기록하는 개인의료기록 즉 PHR이있다. 기록하는 주체가 다르고 보관하는 주체가 다른 만큼, 내용도 차이가 난다.

를 통한 산업의 풍요로움 속에 의료의 공공성을 지켜야 함으로 초점을 옮겨가자.

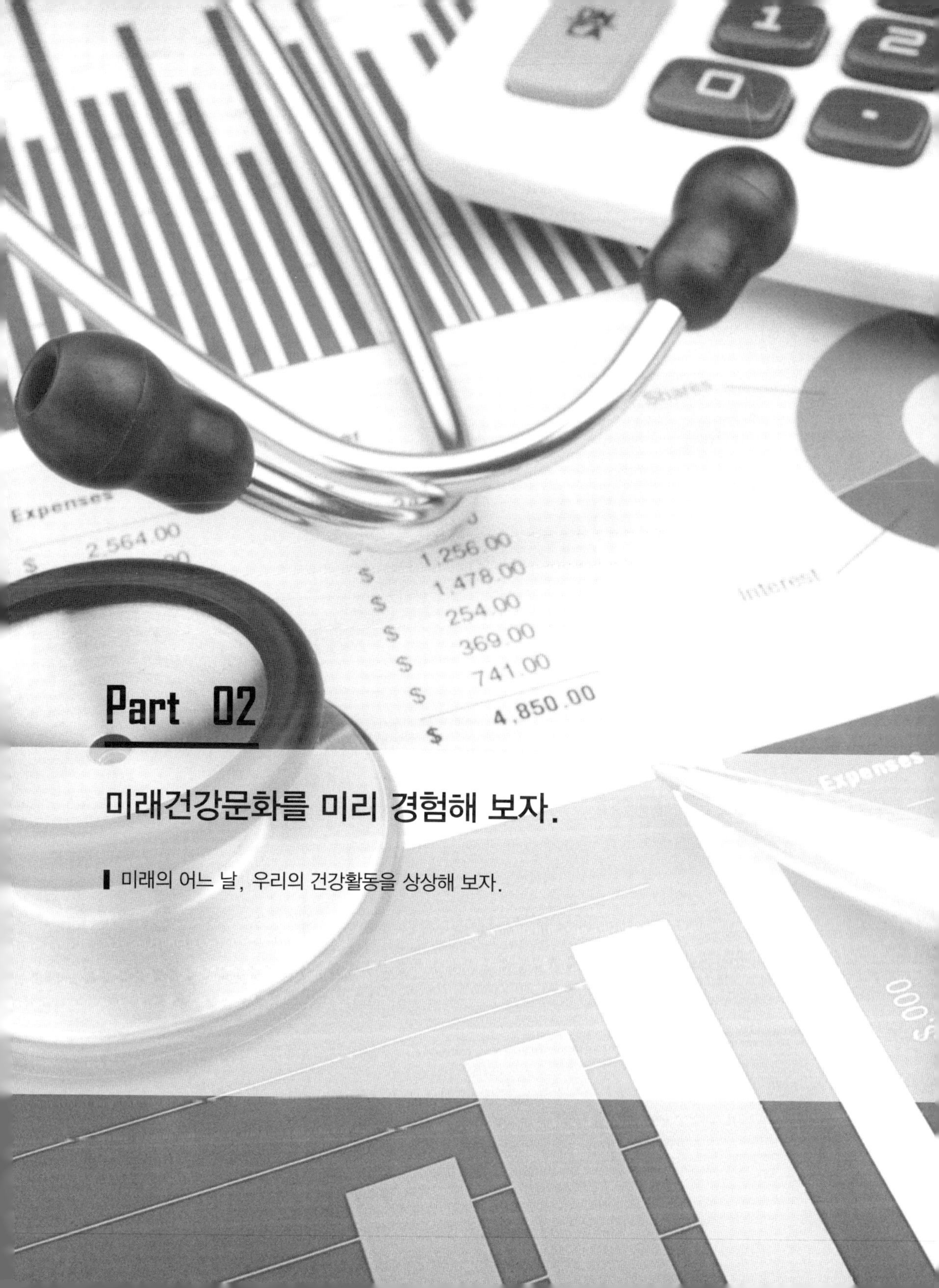

Part 02

미래건강문화를 미리 경험해 보자.

▌ 미래의 어느 날, 우리의 건강활동을 상상해 보자.

01 개인이 설계하는 주치의 그룹

홍길동에게 Dr. 김으로부터 문자메시지가 왔다. Dr. 김은 지역의 소화기내과 전문의이며 홍길동은 얼마 전에 그의 클리닉에서 조직검사상 위암의증으로 정밀검사가 필요하다고 진단을 받았다. 그는 문자메시지에서 K대학병원의 박교수에게 보낼 진료기록과 의뢰서를 홍길동 개인건강 웹사이트에 올려놓았고, 박교수 진료를 예약을 해놓았다고 하였다. 물론 예약을 변경하려면 0000-0000으로 전화하거나 해당 병원 웹사이트에 접속하여 변경할 수 있음도 같이 알려왔다.

홍길동은 우선 스마트폰을 통해서 본인의 개인건강 웹사이트에 접속하였다. 개인건강 웹사이트는 개인단위로 만들 수 있다. 은행의 온라인뱅킹 때 접속하면 통장과 입출금내역을 볼 수 있는 것과 비슷하다고 생각하면 되겠다. 현재는 대한민국의 대다수가 이를 통해서 개인의 건강관리를 하는 문화가 구축되었다. 이를 위해 오래 전부터 정부는 국가단위의 국가개인건강계정시스템(NPHRS-National Personal Health Record System)을 구축하였다. 그리고 각각의 헬스케어산업을 위한 기간사업자 5개군을 선정해서 건강플랫폼시스템(Healthcare Platform

System)을 운영해 가고 있다. 이전에는 의료산업의 복잡한 구조로 기업들의 진출이 용이하지 않았다. 이에 정부는 복잡한 산업을 정비하였다.

마치 농지를 바둑판 모양으로 경지정리를 하면 트랙터가 들어가서 농업일이 수월해지고, 생산성 측정도 용이하다. 이에 장단점을 파악해 내년에 개선이 필요한 시사점도 얻을 수 있어 계획수립이 용이하다. 기존의 의료산업은 농지에 비유하면, 트랙터가 들어가서 운전하기도 쉽지 않은 형태였다. 계획을 수립하기에도 용이하지 않았다. 정부는 이에 산업을 건강플랫폼시스템(HPS)으로 정비하여 의료산업과 공공의료를 강화하였다.

이는 마치 물류를 위해서 고속도로와 고속철도를 개통한 것과 같다고 생각하면 된다. 즉 고속도로, 고속철도를 개통하였더니 이에 주변에 도시가 생기고 여기에 도로와 철도가 분지처럼 연결되면서 전체가 발전하는 것처럼 건강플랫폼이 이러한 역할을 하고 있는 것이다. 정부의 역할이 이런 것이 아니겠는가 싶다. 이러한 바탕 위에 기간사업자의 사업경쟁으로 인해서 헬스케어산업은 좀 더 편리해지고, 과거보다 예측 가능한 사업이 되었으며, 국민이 이들을 통해서 다양한 서비스를 이용할 수 있게 되었다.

홍길동은 개인건강 웹사이트에 접속하였다. 여기에 들어가 보니 Dr. 김의 클리닉에서 업로드한 자료가 있다. 사실 업로드는 국가개인건강계정시스템(NPHRS)에 했고 개인건강 웹사이트는 링크만 걸어 놓은 것이다. 여기에는 Dr. 김의 클리닉에서 시행한 검사소견과 더불어 그동안의 치료기록이 보관되어 있다.

홍길동은 K대학병원 진료 시 자기의 개인건강 웹사이트를 열어주었다. K대학병원 박교수는 이에 접속하여, 진료에 필요한 과거기록을 볼 수 있었다. 최근의 관련기록은 물론이고 A대학병원, B종합병원의 진료기록도 볼 수 있다. 그리고 이러한 과거기록을 주치의인 Dr. 김이 잘 요약한 것도 있었다. 이에 관련질환기록을 참고하여 중복되는 검사는 제외하고, 필요한 검사만 추가하였다.

K대학병원도 진료기록은 국가개인건강계정시스템(NPHRS)에 올려놓았다. 홍길동은 추후 타 병원진료 시에도 본인의 기록을 언제든지 열어서 볼 수 있다. 이에 홍길동은 모든 진료관련 기록을 국가개인건강계정시스템의 본인의 위치에 올려달라고 요청하였다.

K대학병원은 적절한 검사를 통해서 조기위암임을 밝혀내고, 알맞은 치료를 통해서 홍길동을 완쾌시켰다.

그리고 다시 Dr. 김 클리닉으로 홍길동을 돌려보냈다. 동시에 Dr. 김에게 치료에 관한 정보를 전달하였다. 물론 그 기록은 국가개인건강계정시스템(NPHRS)을 통해서다.

현재, 홍길동의 조기위암은 Dr. 김과 박교수의 협진으로 이뤄지고 있다. 주된 치료는 대형병원이 하고 그 외의 추후진료는 지역병원에서 하고 있다. 이러한 건강플랫폼시스템(HPS)을 통해서 홍길동은 본인질환에 의한 주치의 시스템을 자연스럽게 갖출 수 있게 되었다. 이러한 시스템이 정착되기 전에는 개인의원에 요청하여 간단한 소견서를 발급받고 주변사람의 탐문수사(?)를 통해서 유능한 소화기의사를 찾고, 개인적으로 예약하고 부탁하고 진료기록도 복사신청하였다. 그 시대에도 다들 소비자시대, 소비자주권시대라고 했는데 사실은 말만 소비자시대였다. 소비자시대에 소비자가 행사할 수 있는 권한은 선택권인데, 정보의 비대칭과 비협력시스템으로 이를 행사하기에 매우 어려웠다. 그러나 지금은 어느정도 정보의 비대칭이 해소되고, 협력시스템으로 인해서 간접의료비가 줄고 있다.

물론 이러한 시스템시행 후 정착 전에는 초기혼란이 있었다. 가장 중요한 혼란은 주치의를 자주 바꾸는 것이었다. 개인 주치의의 성실함을 의심하고, 자주 바꾸고, 이러는 과정에 갈등이 급증하고, 일시적으로 의료비가 올라갔다. 그러나 학습곡선(Leaning curve)을 지나면서 열심히 자기를 관리해주는 주치의가 명망있는 주치의보다 낫다는 생각이 확산되고, 의사를 의심하기보다는 개인도 협력해야 건강해질 수 있다는 생각이 정착되면서 협력의 관계로 가고 있다. 요즘은 명성있는 의사보다는 열심히 개인과 가족을 관리해주는 의사가 인기다. 이는 건강플랫폼시스템(HPS)의 역할이 컸다. 정부도 초기혼란을 최소화하기 위해서 발빠른 움직임을 보여준 것도 개선에 큰 힘이 되었다.

이러한 협력시스템으로 소비자와 의사 간의 신뢰도는 더욱 올라갔으며, 개인은 주치의그룹을 가짐으로써 더욱 건강한 생활을 할 수 있게 되었다. 소비자와 의료진도 의료생태계 내에서 주요한 한축으로 자리를 잡아가고 있다.

02 제대로 된 건강증진요소

이러한 국가개인건강계정시스템(NPHRS)에는 개인건강기록이 한 페이지 정도 요약되어 있다.

다른 의사가 치료할 때 염두에 두어야 할것을 한 페이지로 요약하여 올려놓은 것이다.

의료기록은 방대하다. 하지만 실제로 협진에서 필요한 양은 생각보다 많지 않다. 병원퇴원 시 치료한 내역을 요약하는 퇴원 요약기록(Discharge Summary)이 1~2페이지 정도로 요약되는 것을 생각해 보자. 건강계정에서도 이러한 협진 시 주의할 요약기록이 있는데 이 분량을 넘지 않는다. 이 관리는 주치의인 Dr. 김이 여러 곳에서의 진료기록을 참고하여, 정리해주고 있다. 자기고객환자의 기록을 주치의는 일정기간에 한 번씩은 보는 것이다. 성실한 주치의를 만나야 했다. 쌓여있는 기록이 아닌 유용한 정보기록이 되기 위해 이에 따른 비용을 일부 지급하였다. 이 비용은 과거의 차트, 의료기록본을 들고 뛰었던 시간적 · 금전적 손해에 비하면 매우 적은 금액이다. 이렇게 요약기록을 관리해주면, 다른 의사는 그 페이지만 보면 된다. Dr. 김의 관리비용은 소비자가 내는 비용 이외에도 환자 관리에 따른 부수적 수입에서 충당된다. 의료사고와 분쟁해결에서도 의미가 있었다. 혹시 우발적 의료사고도 열심히 관리했다는 증거만 있으면 상당부분의 의료과오와 책임을 줄여준다. 환자도 우발적 사고는 받아들인다. 다만 우발적 실수에 대한 책임은 국가의 중재원에서 처리된다. 이러한 과정이 과거의 재판보다 선호되는 이유는 환자의 입장에서도 열심히 해주는 의사가 옆에 있기를 원하기 때문이다. 그러나 이러한 의료사고도 양과 질에서 일정 정도 수준의 이상이 되면, 일정기간 의료경제활동에 제약을 받는다. 또한 의료사고 보험률이 올라가기에 의료진도 자연히 이러한 성실관리에 노력을 기울일 수밖에 없는 현실이다. 즉 환자관리를 열심히 하는 의사가 기존보다 더욱 늘어나게 된다.

또한 Dr. 김은 주치의로서 홍길동에게 다양한 서비스를 제공할 수 있다.

조기위암의 경우 점막하층까지만 국한된 경우는 5년 생존율이 90% 이상이다. 그러나 일바든시 재발될할 수 있다. 어떤 논문을 보면* 위암수술 후 2년에 재발한 환자가 44%라는 수치를 보면 이후의 생활이 얼마나 중요한지를 알 수 있다. 습관을 바

---

* 2005년 11월28일에 "세계위상병학잡지"에 게재된 카르보니 외 6인의 논문

꾸고, 건강을 증진하지 않으면 언제든 재발할 수 있는 것이다.

이에 생활습관을 좀 더 건강하게 개선해야 할 필요성이 있다. 과거에는 의사로부터 듣는 이야기가 '스트레스 받으면 안됩니다', '금연, 금주하세요', '짜게 드시지 마세요', '운동 열심히 하세요', '과식하지 마세요' 등등의 이야기만 듣는 것이 전부였다. 이러한 내용은 포탈사이트를 통한 검색을 통해서 얼마든지 찾아 볼 수 있었다.

그러나 홍길동은 원래 운동도 열심히 하고 있었다. 담배도 끊은지 20년이 되었다. 음식도 짜게 먹지 않는다. 즉 과거의 의사의 조언은 별 도움이 되지 않았던 것이다. 그러나 요즘은 실질적인 서비스를 제공받을 수 있다. 실제적으로 습관을 교정할 수 있도록 다양한 지원을 받고 있다.

우선 홍길동이 회원으로 가입된 기간사업자가 제공하는 행동분석 프로그램을 신청하였다. 기간사업자의 서비스팀은 홍길동의 행동패턴을 취합해 갔고, 이에 따라서 기간사업자와 주치의는 행동교정양식을 자세히 작성하였다. 분석결과는 직업상 가끔가다 스트레스를 폭식으로 푸는 경우가 발견되었고 이때 음식의 종류에 따라서 추후에 약국에서 구입하는 소화제가 있음을 알게 되었다. 아무 생각없이 약국에서 소화제를 사먹었지만, 사실 늘 일정한 것만 찾았다. 홍길동은 무의식중에는 늘 잘 듣는 소화제를 찾은 것이다. 즉 위의 어떤 기능이 저하가 되어있었는데, 이는 일정한 음식이 들어오면 저하가 눈에 띄게 일어나고, 이를 보상해 줄 일정한 소화제를 찾은 것이다. 즉 반복되었지만 홍길동은 알 수 없는 상황이었는데 이를 행동진단프로그램이 밝혀냈다. 즉 먹는 약과 행동패턴, 그리고 직업의 양상에 따라서 개선의 실마리를 찾아냈다.*

이후 이러한 행동개선 부분에 초점이 맞춰져 처방이 시행되었다. 우선은 다양한 처방전을 받는다. 기존의 약처방전과, 천편일률적인 내용이 적힌 안내문을 받는 것이 아니고 여러가지 형태의 자료를 처방형태로 받는다. 이는 통합의료에 관한 처방이다.

첫째로 조기위암환자가 어떻게 극복을 하였는가를 알기위해서 성공과 실패사례를 전달한다. 기존의 조기위암환자였다가 극복한 사례 중에서 홍길동과 비슷한 사례를 골라서 전달해 준다. 사례관련자료는 이미 제작되어 있고 전달은 인터넷 주소를 메일이나 개인건강 웹사이트에 올려주는 것으로 진행이 된다. 또한 생활습관을 개선하지 않아서 다시 재발한 사례도 같이 전달해 준다. 물론 다양한 극복사례와 실패사례가 있겠지만, 그 중에서도 홍길동에게 전달하고 메시지가 담겨있

* 미래의 상상임을 이해해주기 바란다.

는 사례와 정보를 전달한 것이다. 이는 기간사업자와 주치의의 협력으로 가능하다. 좀 더 고객화*하여 개인맞춤의료를 제공하고 있다.

전달된 자료에는 극복사례 또는 실패사례의 생활습관이 기록이 되어 있고 홍길동이 원하면 화면 속 주인공과 직접 연락도 할 수 있는 모임도 있어서 질병극복의 멘토가 되어주기도 한다.

습관화는 노력이 필요하다. 주변에 도와주는 사람이 있으면 훨씬 쉽다. 예를 들어 병원에서 갓 입원한 사람과 치료가 끝나가는 퇴원예정자와 함께 병실을 배정하는 경우가 있다. 이런 경우에 신입자는 선임자의 조언에 의해서 질병관련 교육과 극복요령이 빨리 터득되는 경우가 있다. 이를 정보통신의 형태로 옮겨왔다고 생각하면 된다.

둘째로 건강행동을 하기에 용이하게 한다. 짜지 않게 드세요'

---

* 제리 윈드(Jerry Wind)교수와, 아빈드 라가스와미(Arvind Rangaswamy) 교수는 2001년에 마케팅 저널지에 고객화(Customerization)이라는 개념을 소개하였다. 고객화란 고객 맞춤화된 생산과 마케팅을 통합하여 일컫는 말로서, 구매자 중심의 기업 전략을 의미한다.

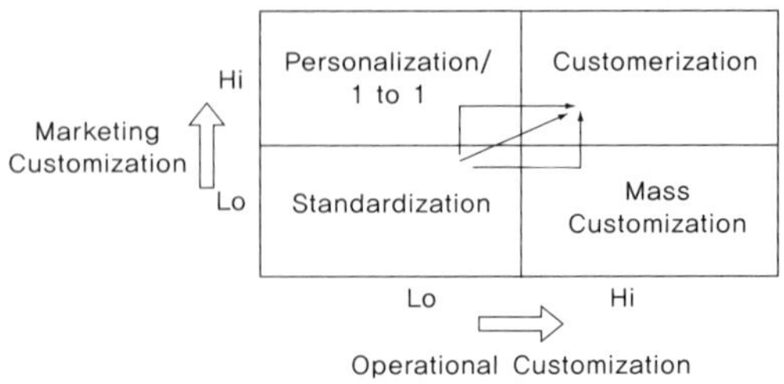

보다는 덜 짜면서 맛있게 먹을 수 있는 방법을 소개하고, '스트레스받지 마세요'보다는 스트레스를 빨리 풀 수 있는 방법과 스트레스 때문에 생성된 좋지 않은 물질을 해독하는 방법이 제시되기도 한다. '걷기 운동을 하세요'라는 권고와 함께 어떻게 걷는 것이 좋은 것인지를 자세히 알려주어서 실제로 실행할수 있도록 한다.

이 또한 전부 처방으로 전달된다.

음식, 운동, 건강식품, 대체의학과 관련해서 홍길동에게 적합한 컨텐츠를 골라준다. 마치 약을 처방하듯이 정보를 주어 처방하는 것이다. 약국에 약처방을 내듯이 지역의 건강식단을 다루는 상점, 운동치료를 하는 피트니스, 아로마 치료를 하는 곳에도 처방을 낼 수 있다. 우리는 이를 건강처방전이라고 한다. 형식은 처방형태이지만 실제로는 건강제공자와 협력을 유도하여 진료하는 것이다. 이러한 자료와 제공서비스는 이미 기간사업자에게 인증과 교육을 받은 경우다. 이러한 실제 컨텐츠의 풍부함과 편이성제공이 기간사업자 비즈니스의 핵심이기도 하다.

대다수의 국민은 의사의 지시가 없어도 이미 주변에서 정보를 찾고 이에 따라 의료를 선택해 왔다. 이 과정에서 잘못된 의료가 퍼진다. 어차피 의사지시가 없으면 더 위험한 것이다. 이에 건강처방전의 범수에 통합 1차의료를 포함시켜 건강소비자가 따라 해서는 안될 것부터 알려주며 건강문화가 너무 무질서하지 않도록 해야 한다. 너무 학술적인 것만 내세우면 안된다. 효과를 검증해야겠지만, 어느 정도는 제도권 내로 받아 들이는 포용성을 가져야 한다. 의학이 어느정도 유연해야 한다. 이러한 도움으로 점점 더 홍길동에게 잘 맞는 컨텐츠도 늘어나고 있다.

의사와 의사가 아닌 건강공급자까지 커뮤니케이션이 확대되면서, 홍길동의 건강생활은 좀 더 자원투입대비 효율을 극대화 시킬 수 있다. 이는 건강경쟁력의 극대화를 가져오고 있으며 예방과 주치의가 핵심으로 표현되는 공공밀착의료를 완성시키는 방법이기도 했다.

03 건강문화의 기초요소

다음의 두 축을 통해서 건강문화가 정착된다.

(1) 밀착의료—쿠바를 넘어서는 한국형 주치의 제도

정부의 정책지향점은 건강경쟁력, 산업경쟁력으로 요약이 된다.

산업경쟁력은 제약, 기기, 금융, 물류를 통해서 전자, 자동차 등에서 보여준 성과가 의료산업에서 일궈지기를 기대하는 것이다.

건강경쟁력은 질 좋은 의료와 저렴한 의료를 기반으로 하여 건강문화를 뿌리내리는 것이다.

건강경쟁력의 실질적인 필요성은 다음과 같다. 100세 시대에 아픈 사람이 많으면 노동력의 손실이 오고, 더불어 의료비의 증가가 야기된다. 국민이 건강해야 경쟁력이 있는 것이다.

이를 위해서는 첫째, 건강환경이 필요하다. 건강증진, 예방, 치료, 재활의 시스템이 필요하다. 둘째, 개인이 이를 잘 활용을 해야 한다. 개인이 이를 잘 활용하기 위해서는 건강증진의 필요성을 개개인이 느끼게 하는 유인책과 교육이 필수이다.

이러한 건강환경의 활용의 근간은 바로 주치의제도로 표현되는 밀착의료를 통해서 이뤄진다. 여기서 얻고자 하는 것은 예방과 조기치료이다. 이를 건강플랫폼시스템(HPS)에서 실현할 수 있게 되었다. 건강플랫폼시스템을 통해서 의료제도가 가정의 문턱을 넘어가 주었기에 그동안 문턱을 넘지 못해서 활용도가 떨어졌던 의료제도와 의료자원이 제대로 활용되게 되었다.

(2) 의무건강교육—미래행복의 기초

경제도 영어도 조기교육이다. 방법은 조금 차이가 나지만 이제는 건강도 조기교육을 통해서 문화로 정착되고 있다.

홍길동의 자녀는 초등학교 및 중학교 학생이다. 특별한 질환은 없다. 하지만 홍길동은 걱정이 된다. 본인도 이번에 조기위암으로 치료를 받았지만, 이는 가족력이 있다. 홍길동의 부친도 위암으로 사망한 것이다. 앞으로의 주의가 필요한 부분이다. 또한 홍길동은 약간의 아토피도 가지고 있었다. 어려서부터 불특정하게 눈이 근질거렸는데, 그 증상이 아토피인 줄 최근에 알았다. 미리 알았으면 고생을 덜 했을텐데 하는 생각이 들었다.

자녀들은 의무교육을 졸업하기 전 본인에 맞는 맞춤의료된 건강가이드라인을 졸업장과 함께 가지고 졸업한다. 요즘은 의무교육시기에 건강행동을 습관화 시켜서 졸업시키는 것이 국가의 목표이다. 이것이 진정한 건강관련한 기회균등이라고 본 것이다. 어려서부터 건강에 관련된 내용이 국가개인건강계정시스템(NPHRS)에 기록되면서 의무교육이 끝나기전에 개인에 알맞는 운동, 식습관, 체력관리법, 스트레스 해소법, 가족력에 따른 건강검진의 개인맞춤화 등이 제안되어 맞춤의료에 한층 다가서게 되었다.

관절이 약한 사람에게는 관절강화운동이 추천이 되고, 호흡이 약한 사람에게는 단거리 육상보다는 장거리의 걷기가 추천될것이다. 추후 폐기능 향상을 위한 운동으로 옮겨갈 수 있다. 팔의 관절이 약한 사람에게는 관절의 근력테스트 후에 일정수준이 되면 그 다음의 운동이 추천이 될것이다.

이렇듯 몸에 무리를 주는 것이 아닌, 자신의 약점을 보완하고 건강하게 하는 건강생활의 근간을 어려서부터 마련하는 것이다. 약점을 미리 예측하고 이를 극복하기 위한 방법을 습관화 한다면 건강을 유지하는데 매우 유리할 것이라는 것을 미루어 짐작할 수 있다.

또한 다양한 방법으로 주치의와 소통할 수 있다. 아이들을 병원에 보내는데, 이미니로서 아이의 주치의에게 아이의 증상에 대해서 알려주고 싶은 경우에 개인건강 웹사이트에 적어놓으면 의사가 그것을 보고 답변을 써주거나 참고할 만한 컨텐츠의 인터넷주소(Web address)를 보낸다. 어머니의 마음이 놓인다.

응급 시에 의식이 없는 경우에, 의료진으로 하여금 국가시스템에 접근할 수 있어서 응급연계진료를 가능하게 한다.

홍길동이 행하던, 잘못된 건강행동을 자녀들은 반복하지 않게 되었다.

04 지역의료의 활성화—대형병원 이용이 감소하는 1차의료기관 간 협진 활성

홍길동이 동네의 이비인후과에 가서 진료를 받아야 하는 경우가 생겼다. 치료를 받으려면 이비인후과 의사에게 내과적 질환을 설명하여야 한다. 치료 중에 서로 영향을 줄 수 있는 것이 있는지 이비인후과 의사가 알아야 하기 때문이다. 과거에는 이러한 설명을 개인이 하거나 간단히 진료의뢰서를 발급받아서 진료를 받았다. 이 과정에서 중복진료와 부정확한 진료가 발생이 될 수 있었다.

실제로 한 건물 내에서도 의사들끼리는 소통이 쉽지 않았다. 이렇듯 협진이 안되면서 소비자의 불편함과 의료비 상승으로 이어졌다. 그러나 이제는 달라졌다. 이비인후과에 간다고 하면 이비인후과 의사에게 쓰는 내과의사의 진료의뢰서도, 개인건강 웹사이트에 올라가게 되고 이를 보고 이비인후과의사는 좀 더 효율적으로 협진을 할 수 있다.

즉 큰 병원에 가지 않아도 한 건물 내의 여러 의원을 통해서 협진서비스를 받을 수 있다. 협진이 되려면 소통이 정확히 되어야 한다. 그리고 이동이 편리해야 한다. 이를 건강플랫폼시스템(HPS)이 그 역할을 하고 있다. 한 지역 내 협진이 큰 대학병원 내의 협진보다 빠르고 편리해졌다. 지역의료가 활성화되고, 의료자원의 재분배가 이뤄지고 있다.

이러한 서비스의 운영과 지원을 근간은 선정된 헬스케어 기간사업자가 제공한다. 이러한 기간사업자는 과거 3개였다가 최근 5개까지 늘어났다. 정부는 적정경쟁을 위해서 이들을 기간사업자로 하고, 일정 범위 내에서 사업을 할 수 있게 허가하였다. 기간사업자는 사업을 하려면 두 개의 주요한 회원이 유지증대 되어야 한다. 하나는 건강소비자고객이고 다른 하나는 이에 건강을 공급하는, 의사로 대표되는 건강공급자이다. 기간사업자는 회원들에게 최고의 서비스를 제공하면서, 회원들이 자기들의 시스템 내에서 머물도록 한다.

소비자 고객을 유지하는 방법은 직접적으로 다양한 서비스를 할 수도 있지만 그보다는 건강공급자의 경영지원과 운영지원, 그리고 네트워크 지원을 통해서 의료의 질을 올림으로써 공급자회원이 소비자회원에게 수준 높은 서비스를 할 수 있도록 유도하여 소비자회원을 유지한다.

이를 위해 우수의사들이 환자들에게 잘 진료할수 있도록 최선의 시스템을 제공하여 우수의사의 환자가 이탈하지 않도록 지원해야 한다.

의료관련 IT도 기간사업자가 PaaS, SaaS를 통해서 서포트하고 있다.*

또한 넓은 의미의 MSO (Management Service Organization, 의료운영지원기관)와 같은 서비스도 지원한다. 개개의 의원이면 할 수 없는 일을 기간사업자가 네트워크를 만들어 실행함으로써 의원도 규모의 경제를 갖는다.

의원의 경영지원뿐 아니라 협진관리, 의사 외의 건강공급자의 질 관리, 약처방전 이외의 처방으로의 컨텐츠 관리, 이를 통해서 네트워크 내로의 우수의사 유치, 제약회사의 프로모션, 제약회사의 임상시험지원, 의료관련 아이디어의 사업인큐베이션, 개방형 혁신(Open innovation) 활성화 등 공급자와 같이 할 수 있는 일이 많이 있다.

이 과정에서 수익을 얻고, 이러한 수익은 일정부분 회원들끼리 공유한다.

* PaaS (Platform as a Service), SaaS (Soft as a service)의 개념은 플랫폼, 프로그램 소프트웨어를 웹에서 쉽게 빌려쓸 수 있는 서비스를 지칭함—위키백과

05

$E = MC^2$: 속도로 무장한 한국형 5세대 R&D와 C&D*

홍길동의 여동생 홍길순은 몇 년 전부터 당뇨병으로 고생하고 있다. 당뇨병은 인내를 요하는 질환이다. 섭취하는 음식도 상당부분 제한이 되어야 하지만, 우선은 체감적으로 가속되는 노화를 경험하고 있는 것도 어려운 점이다. 또한 매일 먹어야 하는 약과 인슐린도 챙기기가 쉽지 않다. 그러나 조절이 쉽지 않다. 이에 홍길순은 좀 더 나은 당뇨병관리를 위해서 제약회사에서 실시하는 제3상 임상시험에 참여하고 있다. 그러나 이것은 개인이 참여하겠다고 할 수 있는 일은 아니다. 그래서 다음과 같은 과정을 통해서 참여할 수 있었다. 처음에 홍길순은 자기의 개인건강 웹사이트에 올려놓은 제약회사의 글과 Dr. 김의 글을 보았다. 개인건강 웹사이트에 글이 올라오거나, 주치의시스템에서 글이 올라오면 개인에게 공지된다.

Dr. 김이 쓴 안내문의 내용은 S제약회사에서 임상3상의 환자

---

* C&D (Connect & Development)는 외부의 기술과 아이디어를 내부의 R&D(연구개발) 역량과 연결시켜 신제품을 개발하는 기술혁신 모델

모집을 하는데, 질환의 양상이 꼭 홍길순씨 같은 분이 필요하다는 내용과 참여 시의 절차와 혜택이 적혀있었다. Dr. 김 클리닉, 또는 타 병원을 방문하여 건강검진을 받고, 혈액채취를 2~3회 하게 된다는 내용과 수고비와 건강검진 서비스를 받을 수 있는 혜택이 적혀있었고, 주말과 저녁을 이용하기에 시간에 대한 부담도 적다고 안내되어 있었다.

S제약회사의 임상시험에 참여할 의사가 있으면 승낙을 클릭할 것을 부탁해 왔고, 승낙할 경우에 S제약회사에서 홍길순에게 연락이 갈 것이라고 하였다.

홍길순은 건강검진이 필요하지만, 그 가격도 사실 만많치 않기에 부담을 느끼고 있었다. 그리고 이번 약이 이미 1, 2상을 거쳤고, 부작용도 크게 예상이 되지 않는 점, 그리고 현재의 약이 좀 잘 듣지 않는다고 생각하고 있었기에 임상시험의 다양한 혜택을 받으면서 참여하는 것을 결정하였다.

제약회사는 제약사업을 해나갈 때 외부와 협력을 해야하는 것이 있다. 그 중의 하나가 임상시험이다. 이러한 임상시험은 제약의 R&D 비용에 절반을 차지할 정도로 매우 근 비중이다. 2010년 미국에서 시행된 CRO (Contract Research Organization)의 임상시험 총규모는 114억 달러라고 알려져 있다.[7] 이는 2017년에는 200억 달러에 이를 전망이다. 이는 전세계 커피산업과 비슷할 정도의 대단한 수준이다.

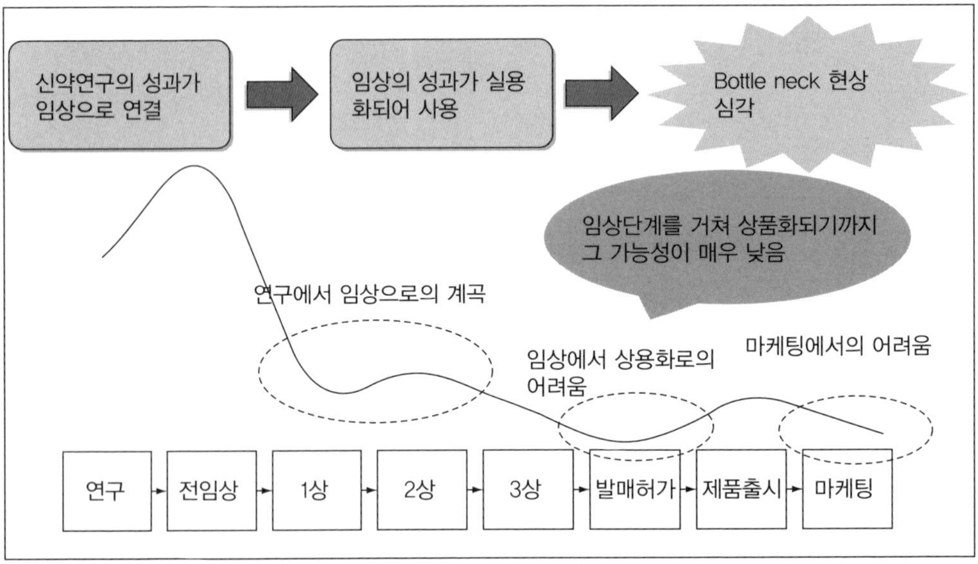

▶ **그림 4** 제약사의 연구에서 마케팅까지의 Flow

S제약회사는 그동안 이러한 환자모집에 많은 비용을 투자했다. 과거에는 이를 수탁기관을 통해서 해왔다. 이들 수탁기관은 다양한 경로를 통해서 비특이적으로(당뇨가 아닌 사람을포함하여) 데이터베이스를 모으기도 하고 우편, 신문광고 등의 다양한 방법을 통해서 모집해왔다.

이에 제약회사는 이를 빨리 끝내기 위한 방법을 찾고 있었다. 임상시험을 빨리 끝내는 것은 제약회사의 수익과 관련이 있다. 그래서 막대한 돈을 투자한다. 그러나 투자대비 효율성은 높지 않았다. 그러나 이러한 건강플랫폼시스템으로 인해서 속도가 빨라지고, 수익을 얻을 수 있는 기회가 많아졌다. 데이터베이스가 없지만 관련 1차 2차, 3차기관의 의사들에게 웹을 통해서 공문을 보내면(말이 공문이지, 실제로는 이메일 같은 것이다.) 이를 받은 의사는 자기의 데이터베이스에서 적임자에게 연락을 취하고, 이메일로 이에 관한 가부를 듣고, 제약회사와 환자를 연결시킨다. 제약회사는 적극적으로 개입하여 임상시험에 속도를 낼 수 있다. 환자도 자기의 임상데이터를 이용해서 수익사업도 할 수 있는 찬스가 열렸다.

고객과 호흡하고 마케팅도 하는 4세대 R&D를 넘어서 속도를 배가하는 5세대 R&D로 하는 최고의 환경을 건강플랫폼이 제공하고 있다.

이러한 건강플랫폼은 우리의 의료산업을 몇 단계 업그레이드시켰다.

의료는 서비스와 제조를 기반으로 하는 산업에 공공성과 산업화의 균형을 맞추는 보건제도로 구성이 되며, 이러한 내부의 관계는 보건경제제도로서 흐름을 유지하고 있다.

이렇듯 중요한 제조는 다음과 같은 경우에 유리하다

1. 두사액의 규모가 크면 좋다.
2. 새로운 생각과 아이디어가 많으면 유리하다.
3. 이러한 새로운 아이디어가 상업화되거나 실질적으로 건강유시, 지료에 이용되어야 한다.

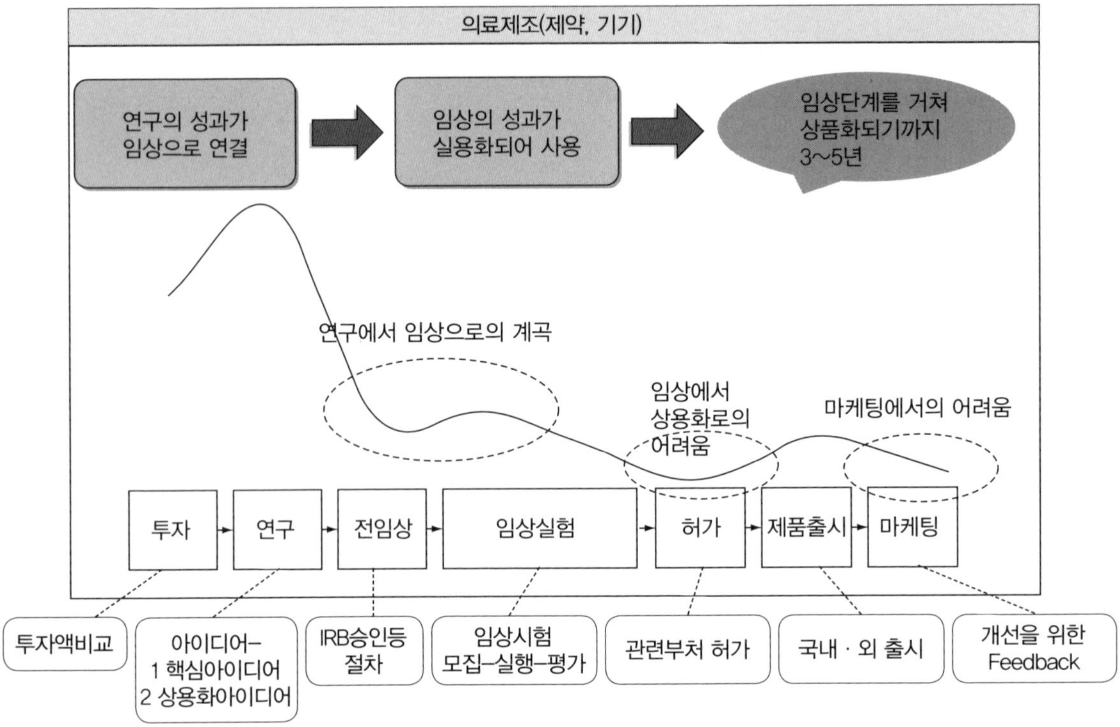

▶ **그림 5** 의료제조업의 단계분석

4. 임상시험이 정확하고 빠르게 수행되어야 하며
5. 허가나 다양한 절차가 빨라야 하다.
6. 제품 및 서비스 출시 후에 빠른 피드백을 통해서 후발의 추격에서 벗어나야 하며, Chasm(신제품출시 후에 보이는 시장의 초기혼돈상태)을 조속히 극복해야 한다.
7. 마케팅의 속도가 합리적이고 빨라서 불필요한 시간을 단축해야 한다.

그러나 한국은 어느 단계에서 경쟁국가보다 나은 경쟁력을 보유하고 있는가.

투자액의 규모는 획기적으로 늘리고 있으나, 그래도 경쟁국가의 투자액에 접근하기는 어려울 것 같다. 2050년의 한국의 국가 총생산은 여전히 10위권에 있다는 전망이다.[8] 그것도 1, 2위와 격차는 매우 크다.

새로운 생각과 아이디어를 사장하지 않고 수면위로 띄올리는 일, 그리고 융복합을 통해서 새롭게 만들어 내는 일도 밀린다. 상대국가는 우리보다 이러한 일이 좀 더 용이하다.

또한 이러한 생각을 상업화하는 것도 느리다. 보통 한 개의 뛰어난 아이디어가 시장에 나가서 사용이 되려면 약 2000~3000개의 부가적 아이디어가 더해져야 한다고 한다.[9]

이러한 아이디어가 얻기도 쉽지 않고, 전문가 풀(Pool) 도 거의없다.

임상시험을 위한 제도정비가 한창이지만 이것은 국제규격을 맞추는 일에 급급하다. 국제규격에 맞추는 일은 누구나 할 수 있다. 경쟁력을 갖추려면 이를 넘어서야 한다.

허가관련 행정제도도 마찬가지이다. 행정제도도 경쟁국가보다 뒤처진 점을 개선해야 한다.

제품이 나오면 이를 빠르게 시장에 침투하고 자리를 잡을 수 있도록 해야 한다. 현재 의사 및 의료기관중심의 마케팅을 하고 있다. 문제는 이들을 만나기도 쉽지 않다. 피드백 등의 고견을 받기가 어려움은 불 보듯 훤하다.

이러한 상황에서 우리가 경쟁력을 갖추기 위해 시행하는 노력후에 나오는 결과물이 경쟁국가보다 뛰어나야 하는데, 혹시 경쟁국가의 뒤만 쫓아가는 것이 아닌가 생각해 보자. 우리가 쫓아가면 경쟁국은 저만큼 달아나 있을 것이다. 게다가 우리는 출발선부터 뒤에서 시작을 한다면 경쟁의 결과는 예측이 어렵지 않다. 똑같이 해서는 답이 없다.

그러면 우리는 어떤 점에서 경쟁의 우위를 가져야 하는가.

물리학에서 에너지는 질량과 속도의 제곱에 비례한다(아인슈타인 상대성이론 $E=mc^2$, 에너지보존의 법칙 $E=1/2mv^2$). 한국은 질량 부분에서 열세라면 속도를 올려야 한다.

속도를 올려서 부족한 질량 부분을 상쇄시키는 것이 우리가 앞서갈 수 있는 중요한 방법으로 생각된다. 게다가 속도는 제곱에 비례한다.

몽고의 칭키스칸의 군대는 속도경영이 자주 회자되는 사례다.[10] 이들은 속도를 위해서 불필요한 것과 거추장스러운 것은 다 줄였다.

유럽기사단의 갑옷과 무기가 70 kg일 때 이들은 7 kg을 가지고 나갔다. 말의 오줌보에 담고 다니는 육포는 거의 반년치 식량이 되었다. 그들의 왕인 칸을 부를 때도 이름을 불렀다.

그 결과 100만의 인구에서 차출된 10만의 병사로 유럽과 아시아에 걸쳐서 1~2억에 달하는 제국을 건설하고 이끌었다.

이들이 가진 중요한 힘이 바로 속도였다.

한국은 고객을 생각하고 시작하는 4세대 R&D를 넘어서 속도를 배가시킨 5세대 R&D를 구축해서 전세계의 질량(투자 등 다양한 산업프로젝트)를 끌어들여서 산업을 이끌어가고 있으며, 건강플랫폼은 이러한 속도의 중요한 기반이 되고 있다.

이는 2만 달러에서 4만 달러로 가는 길목에 중요한 역할을 하고 있다.

06 제품력으로 승부하는 산업경쟁구도

제약회사나 의료기기회사 입장에서는 R&D만큼 더 어려운 것이 바로 마케팅이다. 우수한 제품을 개발해놓고 이를 알려야 매출이 일어나고 회사가 돌아간다. 그러나 제약(制約)이 많다. 과거에는 우수약을 개발하고도 임상2상에서 해외 글로벌 회사에 넘기는 일도 이와 종종 발생했다. 무엇이 어려울까. 마케팅이 어려운 것이다. 전 세계적으로 유통망이 있는 거대제약사와 싸우려면 그만한 규모의 유통망을 보유해야 한다. 이러한 부담이 크다. 특별한 신약이 아니면 이러한 규모의 열세를 극복하기 쉽지 않다. 가장 흔한 예로 의사를 만나기도 쉽지 않다. 의사들도 이러한 영업사원이 수십명이니 이를 다 만나기도 어렵고, 또한 리베이트로 오인받을까봐 잘 만나주지도 않는다. 그러나, 임상의사가 제품에 대해서 정보를 얻는 곳은 제한적이다. 신규제품의 진입이 늦어진다.

그러나 이제 건강플랫폼시스템(HPS)속에서 좀 더 편하고 빠르게 제품에 대한 시장의 반응정보를 얻을 수 있다.

제품관련 토론회를 일시적으로 만들고 그 곳에 참여할 수도 있고, 환자들도 환자들끼리 사용해 본 경험담을 이야기 하곤 한다. 건강플랫폼시스템(HPS)에서 좋은점은 우수한 제품은 의료진과 소비자들에게 투명하게 선택받을 수 있는 구조가 존재하는 것이다.

특히 신제품이 나오면 일정기간마다 의사들이 새로운 정보를 확인할 수 있도록 하는 것은 기간사업자의 주요활동 중의 하나이다. 과거에는 식사를 하며 제품설명회를 듣던 적도 있지만 사실은 효율이 떨어진 마케팅이였다. 그러나 현재는 이러한 식사비용대신 제품에 대한 정보를 확인하는 대가로 기간사업자와 병원의 운영비로 전환되어 실질적 도움이 되고 있다.

이러한 플랫폼내의 제품홍보경쟁의 장은 건강소비자도 참여한다. 소비자도 의견을 제안할 수 있지만 동시에 제약회사나 의료기기회사에게는 우수제품을 알릴 수 있는 기회이기도 하다. 이러한 플랫폼의 시스템 속에서 회원은 우수제품을 제대로 된(겉만 소개하는 마케팅이 아닌) 학술적 기반에서 정보를 얻을 수 있고 타사의 신규제품의 진출은 기존회사도 빠르게 업그레이드 하도록 자극을 준다. 마케팅싸움이 아닌 품질경쟁으로 돌입하게 되는 신호탄 같은 것이다.

의사는 수많은 영업사원을 만나지 않고도 좋은 제품과 환자들의 평판을 직접 볼 수 있으며, 회원은 수익사업과 더불어 좋은 정보를 받는다. 광고에 쓰는 마케팅비용 대신, 환자들에게 직접 광고(써보는 동안의 초기 약제비 지원 등)함으로써 좋은 평판을 얻을 수 있고 이에 광고효과의 상승과 시장진입을 용이하게 할 수 있다.

건강플랫폼시스템(HPS)은 제약과 의료기기의 마케팅과 임상시험에서 우위를 점하여 내수를 늘리고, 이를 바탕으로 해서 경쟁력을 확보할 수 있는 기초제도의 역할을 한다.

07 외형경쟁에서 내적 경쟁으로 진화

의원이 잘 되려면 마케팅보다는 환자진료에 최선을 다하면 된다. 그러한 병원이 잘 되게 하는 것이 좋은 의료환경이며 건강 플랫폼은 이를 실현해 나간다.

플랫폼을 통한 정보비대칭해소로 환자들은 실력있는 의사들 중에서 친절하고, 서비스를 잘하는 의사를 선택하기가 용이하게 되었다.

처음에 도입이 어려웠던 건강주치의 제도도 더욱 발전되어 정착되었다. 초기시행 때는 의료기관도 의료의 주도권을 타 직역에 빼앗긴다고 생각하였으나 실제로 의료시장의 규모가 커지면서 의료의 일은 더욱 증가되었다. 또한 한 번 주치의를 정하면 환자의 이동이 불가능한 것이 아니라, 열심히 진료하고 서비스하면 다른 주치의의 환자도 옮겨오기가 용이하다. 환자는 개인건강 웹사이트에서 자기의 주치의 시스템을 원하는대로 변경할 수 있다. 마치 개인 핸드폰의 유심칩만 바꾸면 번호는 그대로이지만 통신사는 쉽게 바꿀 수 있음을 상상하면 되겠다.

초기에는 이러한 바꿈이 심해서 오히려 제도시행이 어렵다고 생각되었으나, 현재는 그렇게 바꾸면 소비자도 손해라는 것을 인지하고 있다. 또한 의료진을 이해하고, 건강소비자도 협력을 해야 건강증진에 유리함을 더욱 절실히 깨닫고 있다. 주치의를 바꾸기보다는 서로 상의하고 도와가면서 진료를 해주는 파트너로서의 환자와 의사관계가 구축이 되어가고 있다. 건강문화에 하나의 변혁이 일어난 것이다.

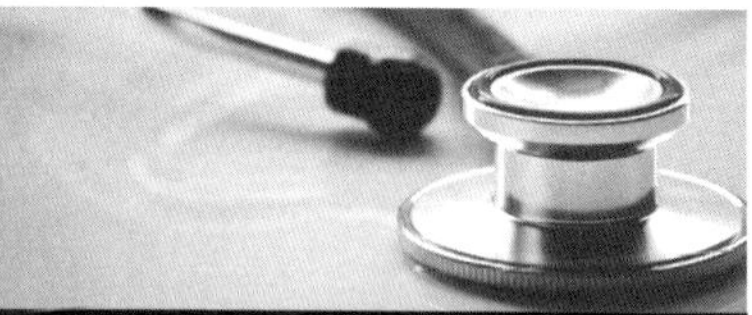

08 의료상생의 새로운 리더—기간사업자

의료의 6대 이해관계자의 통합은 그동안 어려웠다. 혁신이 필요한 줄은 알지만 실제로 적극적으로 나서지는 못했고, 분열된 구조 속에서 단지 자기의 경쟁력만을 증대시키고 있었다.

그러나 국가가 PHR*을 모아서 국가개인건강계정시스템(NPHRS)을 만들고, 이러한 바탕 위에 기간사업자가 사업을 하면서 혁신과 융합은 하나의 흐름으로 자리잡기 시작했다.

기간사업자의 가장 중요한 역할은 산업의 코디네이션을 통해서 비용 효율성을 올리는것이다. 햇빛이 유리를 통과해서는 종이를 태울 수 없지만, 돋보기를 통과하면 종이를 태울 수 있는 열을 발산한다. 이러한 돋보기의 역할을 하는 것이 바로 기간사업자이다.

기간사업자는 다음과 같은 수이사업을 하고 있다.

* 17쪽 각주 참소

1 공동구매수익
2 의료포탈로서의 수익
3 컨텐츠 개발과 이를 통한 수익
4 PaaS, SaaS에 대한 사용에 따른 수익
5 제약회사와 기기회사가 임상시험대상자 모집에 따른 이익 공유
6 제품검색, 의사검색 등의 정보제공에 따른 수익
7 원격 진료 사업수익
8 의료기관의 지원사업
9 제약, 통신, 금융과의 시너지 창출에 따른 수익

이러한 각 영역의 활성화로 홍길동은 조기위암의 극복은 훨씬 쉬워졌고 편리해졌다. 자원사용의 효율화로 인한 전체의료비도 증가속도도 둔화가 되었다. 무엇보다도 전문가집단이 자기의 건강을 관리해주고 있는 것이 든든했다. 이러한 편리한 건강플랫폼은 의료진과의 대화를 좀 더 깊이 있게 할 수 있어서 기계가 아닌 사람으로서 대하는 의료의 근본을 현대적 방법으로 찾아가고 있다.

앞으로 더욱 다양한 서비스가 건강생활을 이끌어 줄 것이라고 기대하고 있다.

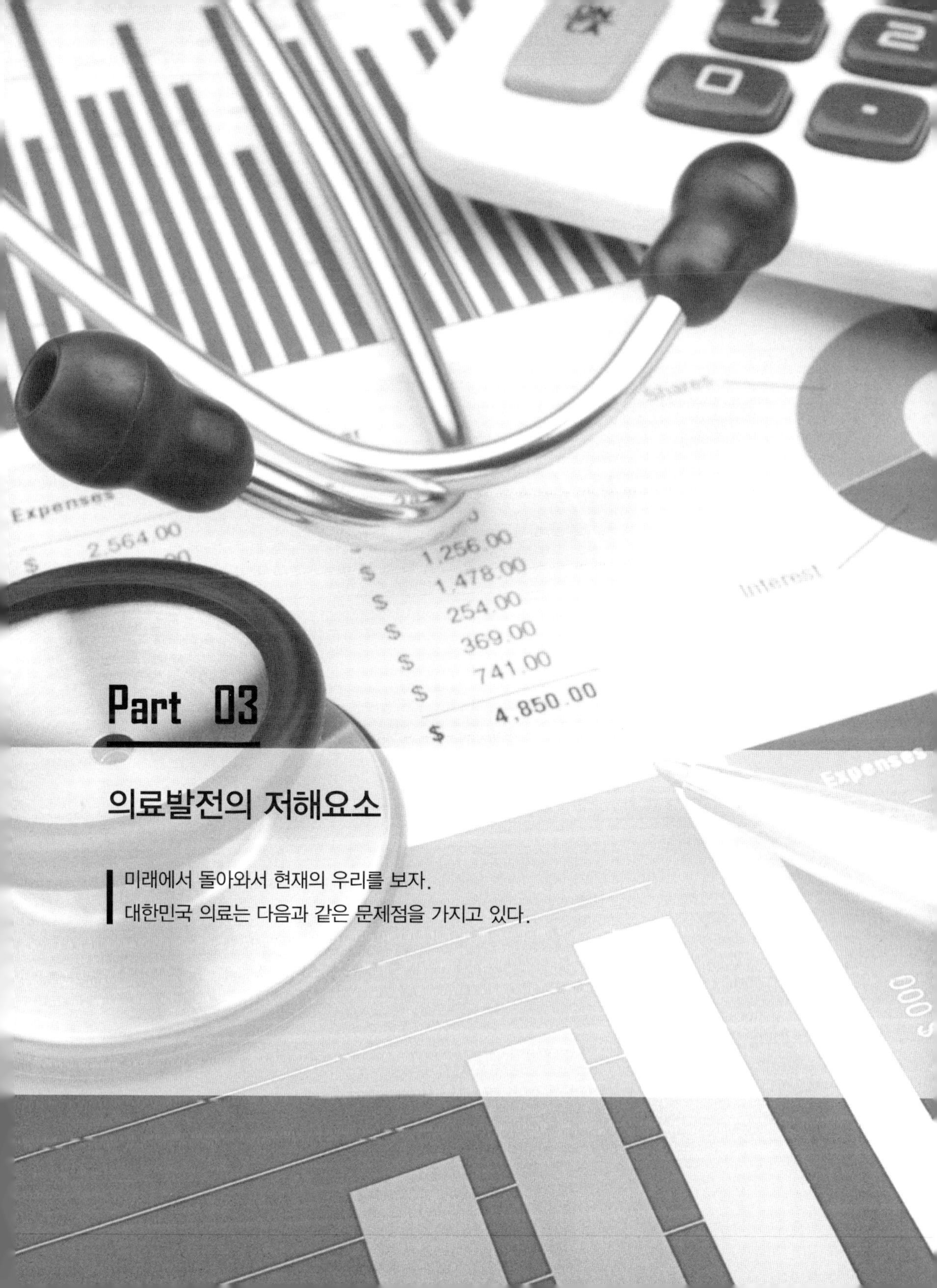

Part 03

의료발전의 저해요소

미래에서 돌아와서 현재의 우리를 보자.
대한민국 의료는 다음과 같은 문제점을 가지고 있다.

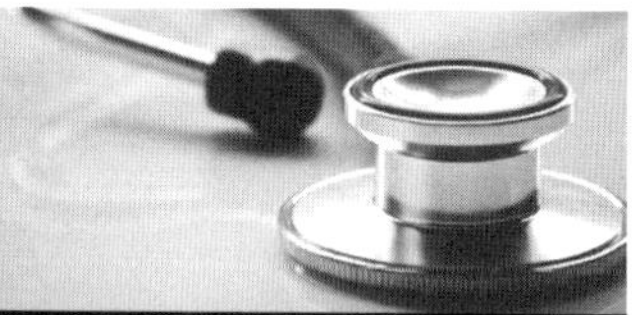

01 리더 없이 방황하는 의료산업 —소비자시대에 소비자가 힘이 없다.

산업의 힘은 생산에서 유통으로, 다시 소비자로 옮겨오고 있다. SNS 시대에는 이것이 더욱 확실해지고 있다. 소비자는 이미 산업발전의 중요한 축이나. 산업의 경쟁을 공정하게 판가름해 주고, 승자에게는 이익이라는 선물을 던지는 집단이다. 산업발전의 힘은 보이지 않는 손*에서 이미 보이는 손**으로 이동하고 있으며 그 중에서 가장 중요한 소비자측으로 권력이동이 되고 있다.

보이는 손 중의 하나인 소비자는 산업발전에 매우 중요하다 소비자가 생산, 유통에 어떠한 모습으로 참여하느냐에 따라서 산업의 역동성과 진화의 방향이 달라진다. 소비자의 가장 중

* 경제학의 대가 아담 스미스는 국부론[The wealth of nation, 1776]에서 '개인의 이익추구가 국가의 부와 조화를 증진시킨다'라고 밝혔다. 그는 그러한 변화를 이끄는 힘을 'The invisible hand', 즉 '보이지 않는 손'이라고 정의하며 시장의 기능에 대해서 설명했다.

** Alfred Chandler, The visible hand 1976년 저서 최고경영자(CEO)의 의사결정이 경제에 미치는 영향력에서 소비자, 기업가, 정부의 손을 '보이는 손'이라고 하였다.

요한 힘은 선택권이다. 일종의 민주주의의 주권과 같은 것이다. 주권에 해당하는 선택권을 가지고 생산과 유통에 참여하려면 정보로 무장해야 하는 것은 필수이다.

그러나 한국의 소비자는 역할을 할 수 있는 것이 제한적이다. 심지어는 자기의 건강에 영향을 미치는 요소(의사,병원선택, 안정성, 약의 생동성, 통합의학효과 등)에 대해 알아보고 평가할 수 있는 것이 별로 없다.

첫째, 의학의 다양성 속에서 헤매고 있다.

어디가 아프면 현대의학을 믿어 보지만 현대의학과 현재의 시스템이 모든 것을 해결해 주지 않는다. 그러다 보니 이웃집아줌마의 어디가 용하더라 하는 카더라 통신에 마음이 흔들린다. 의사선생님에게 이야기했더니 그런 것을 믿지 말라고 한다. 한의사에게 갔더니 기본적으로 서향의학은 광물질로서 추천하지 않는다고 한다.

주변에는 대체의학, 한의학, 서양의학 등이 있고, 그 외에 다양한 의학이 다른 이름으로 들어와 있다. 국내 대표서점에서 '건강' 이라고 검색어를 넣으면 2~3천 종의 서적이 검색된다.

다양한 의학 중 하나를 선택해서 자기 몸에 적용해야 하는 것은 스스로의 일이 되어버렸고 이미 수십 년간 이렇게 해왔다.

이 중에 의료의 근간인 현대의학을 비판하는 내용도 어렵지 않게 찾아볼 수 있다. 이렇게 정보가 많으면 건강에 관심있는 사람들은 헤매지 않겠는가. 출판물이 많은 것을 비판하는 것이 아니고 이중에 소비자가 알아서 골라야 하는 현실을 이야기하는 것이다. 결국 본인 스스로 해결을 해야 하는 일로 남는다. 소비자는 다양한 의학 속에 헤메고 있다.

둘째, 어디가 자기에게 맞는 건강제공기관인지 모른다.

현대사회에서 개인에게 알맞는 의료와 의사를 만나는 것은 그 후 3년간의 행복에 중요한 요소이다.[11]

이는 소비자 누구에게든 해당되는 이야기이다.

그러나 어느 사람이 자기에게 맞는 의사이고, 열심히 하는 사람인지를 알 길이 없다. 결국은 지인을 통해서 병원을 찾아야 한다. 병원뿐 아니라 약국도 마찬가지이고, 건강피트니스센터도 마찬가지이다. 그러다 보니 정보를 찾는 사람들은 포탈사이트 카페에 모였고, 이들을 중심으로 리플 등의 정보를 주고받으며 스스로 소비자의 권리를 찾으려고 하지만, 이마저도 공급자의 마케팅의 장소가 되어서 회원 몇 십만 명의 카페운영자는 매우 힘있는 사람이 되었다.

결국은 의료기관을 찾는 30~40세부터 100세까지, 60~70년간 수도 운에 기대서 살아야 하는 것이다. 우리가 해결할 수 있는 일인데 운으로 맡기는 것은 정보화 시대에 매우 불합리한 일이다.

우리가 건강제공기관에 대해서 알 수 있는 것은 외형과 극히 일부의 경력뿐이다. 이러한 것은 상위대형병원의 상황을 보면 된다. 상위대형병원은 매출은 거의 병상 수에 비례한다. 즉 내실보다는 외형이 매출의 주요소이다. 즉 이는 은행의 대출경쟁력과 비례한다고 보면 된다.

내면적인 경쟁력을 보여줄 수 있는 장이 없기 때문이다. 내실을 발전시킬 수 있도록 노력하고 이를 보여줄 무대가 있어야 하며, 소비자는 이에 반응할 수 있도록 해야 한다. 이는 치열한 경쟁이지만 선순환의 힘이 될 것이다.

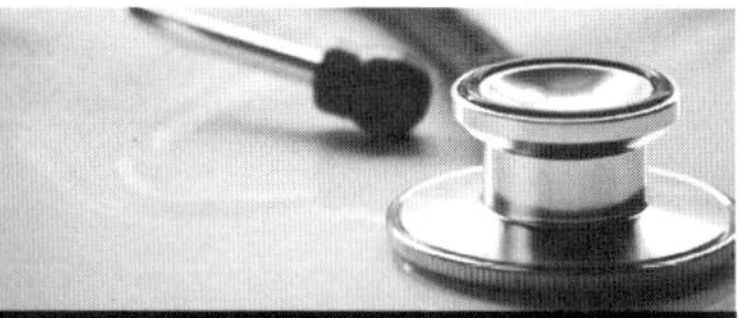

02 더 넓어져야 하는 서양의학의 포용성

의학은 다양한 학문에 기초한다. 수학과 물리, 화학 등의 기초과학을 기반으로 하여 이를 응용한 전자공학, 재료공학, 조직공학 등 응용과학을 융합한 것이 의학이다. 이후 동물실험을 거치고, 사람에게 적용하고, 효과가 있고, 안정성이 있나고 판단이 되면 사람에게 적용된다.

그러나 사실 아직도 잘 모른다. 이에 과정을 중요시 여긴다. 그 이유는 의학은 아직도 밝혀지지 않은 부분이 많기 때문이다. 그래서 치료결과보다는 의료기관이 의학적 판단에 의해서 환자를 진료하고 있는가가 의료기관의 가장 중요한 평가요소이다. 또한 밝혀지지 않은 부분이 많기 때문에 효과의 유무를 통계와 경험에 의존하는 것도 적지 않다. 어느 정도 안전성은 검토된 'X'라는 물질이 있음을 가정해보자. 이를 이러이러한 환자에게 적용을 해봤더니 이 정도의 효과가 났다. 그래서 문헌검색과 함께 보고하다… 이 정도로 마무리되는 논문도 꽤 된다.

혹자는 세포수준의 진단이 가능해지면 의학이 거의 맞춤치료가 가능할 정도로 정확해서, 마치 공산품처럼 의료서비스가 전달될 수도 있다고 한다. 이렇게 하면 잘 몰라서 낭비하던 의료비를 줄일 수 있다고 주장하는 이도 있다.[12]

그러나 이것도 아직도 요원하다.

학문의 근간인 물리학의 영역에서도 오랫동안 정설로 여겨졌던 단단한 이론도 변하고 있다. 이에 인체연구에서도 미지의 영역은 상당히 오랫동안 남을 것이다. 기술이 발전하더라도 진료는 상당부분 경험에 의존하고 있을 것이며, 이를 의사가 다양한 지식과 경험으로 부족분을 채우는 역할은 여전히 남는다. 즉 과학의 논리가 아니고 인문학의 논리로서 주변 것을 포용할 여지가 충분히 있다.

또한 환자는 의사가 인정하든지 말든지 좋다는 것을 찾아서 혼자 스스로 적용하고 실험하고 있다. 이러한 소비자를 타깃으로 해서 제도권 밖의 의료가 커지고 있다.

소비자들은 현대의학이 건강에 공헌한 정도가 10% 정도라고 하는 연구결과를 내보이면서 겸손할 것을 요구한다.

알렌덴버(사회지수연구, 1976)는 의료혜택, 환경, 생활양식, 생물학적 요인 등 4대 요인이 질병발생에 어느 정도 비중을 차지하는지 표 2와 같이 제시한 적이 있다.

▶ **표 2** 건강에 미치는 요소

	의료혜택	환경	생활양식	생물학적 요인	계(%)
심장병	12%	9%	54%	28%	100%
암	10	24	37	29	100
사고	12	24	37	29	100
뇌졸증	7	22	50	21	100
독감	18	20	23	39	100
⋮					
종합계	11%	19%	43%	27%	100%

또한 영국의 의학 전문지[브리티시 메디컬 저널]에서 인류의 건강을 획기적으로 개선한 현대 의학계의 성과를 15가지로 정리해 인터넷 투표를 실시했더니, 가장 많은 표를 받은 것은 바로 '하수도'였다고 한다.[10]

20세기 들어 인간의 평균 수명은 35년 정도가 늘었는데, 그 가운데 약 30년은 하수도 덕분이란 평가가 내려진 것이다.

이것이 주는 메시지는 다른 것을 포용해서라도 자기를 돌봐주는 전문가가 되어달라는 이야기일 것이다.

의학, 특히 1차의학은 유연하지 못하면 소비자에게 외면당한다. 학문은 포용해야 생명력이 오래간다. 의학의 성장이 다양한 학문을 받아들여 성장한 것임을 잊지 말아야 한다. 따라서 다른 지식을 더욱 더 효과적으로 제도권 내에서 받아들이는 수고를 해야 한다. 국민을 위해서 이지만 의학을 위해서이기도 하다.

의학은 과학 이전에 인간을 위한 학문이기에 의사들이 이들 속에 파고들어야 한다.

효과가 있는 것이라면 배경이 어찌되었든 사람들이 찾게 되어 있으므로, 의사는 소비자를 대신해서 검증을 해주어야 한다. 그리고 의사들을 통해서 권해질 수 있도록 해야 한다. 불완전한 현대의학만 고집할 것이 아니고, 경험의 학문이라는 것을 인식하고 고객중심에 서도록 하는 노력이 필요하다.

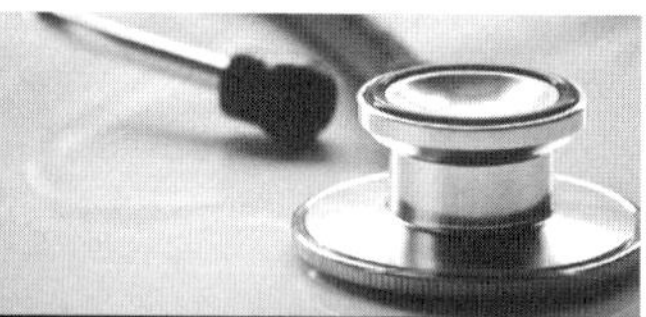

03 부족한 산업지원시스템

의료산업의 기본목표 중에는 건강 주권의 확보도 존재해야 한다. 이는 세부적으로 제약 주권, 의료기기 주권, 진료 주권, 소비자주권을 통해서 가능하다. 단순하게 이야기하면 우리땅에서 나는 것으로 우리가 치료를 받아야 하며 해외에 의존적이 되지 말아야 한다는 의미이다.

2011년 9월에 보건복지부에서 내시경 점막하절제술을 보험 대상으로 지정하고, 수술 대상범위를 2 cm 이하로 제한한다는 것과 그 보험수가를 현재 수술비보다 현저히 낮은 수준으로 책정한다는 고시를 함에 따라 병원측의 수술거부로 논란이 된 적이 있다. 결국은 관련 의료기기회사는 제품공급을 중단하였고, 이에 복지부는 며칠 만에 결정을 번복하는 일이 있었다. 물론 여러 가지 생산성을 떠나서 결론적으로 의료기기 주권, 제약 주권에 대해서 심각하게 생각해야 하는 이유를 여실히 보여주었다. 현재의 국내의 상위처방약의 상당수가 외자계제약사의 제품임은 이미 알려진 사실이다.

쌀이 부족하면 쌀 수출국이 국제협상에서 우위에 선다. 식량이 자원화가 되면서 무기가 된 것이다. 이미 인도와 중국 등은 자국 식량의 해외유출을 막고 있다. 의약품도 앞으로는 예외가 아닐 것 같다. 글로벌시대의 자유무역협정이 숨가쁘게 이뤄지고 있다. 한국은 더 이상 특허의 제3 소외지역이 아니다. 우리 의료에 필요한 약과 특허가 외국에서 먼저 이뤄지면, 식량이 무기가 된 것과 비슷한 현상이 일어난다.

의료산업에서는 이제는 소비자도 책임을 나눠 짊어지어야한다.

따라서 우리의 의료제도에는 반드시 산업을 제대로 지원할 수 있는 구조가 있어야 한다. 비용상승만 우려하며 비용이 들어간다고 변화를 등한시하면 미래에는 진짜 비싼 비용을 내야 한다.

현재 우리가 낸 세금으로 R&D를 통해서 의료산업의 씨앗을 뿌려보려는 노력 정도로는 어렵다.

세계의 혁신속도는 총력전에 가깝다. 안그래도 적은 연구비용으로는 글로벌화 문턱에도 가기 어렵다.

기초 아이디어를 성공 가능한 아이디어로 탈바꿈하려면 단순한 R&D 투자로는 부족하다. 대부분의 R&D는 혁신제품으로 연결되지 않는다. 왜냐하면 R&D는 뛰어난 아이디어에 부가적인 아이디어가 붙지 않으면 상품화되기 어렵기 때문이다.

이러한 이유로 학계에서 발견한 유용한 연구가 혁신으로 연결되지 않는 경우가 많다. 하나의 혁신적 생각과 이론에 수천개의 아이디어를 붙여야 간신히 상용화가 될 수 있다. 주요한 예로 독일은 미국보다 20배 가량의 돈을 연구결과물의 상용화를 위해 투자하고 있다.[11]

이들의 경쟁력을 면밀히 관찰하고 우리는 이들보다 나은 R&D 구조를 만들어야 규모에서 밀리는 것을 상쇄할 수 있을것이다. 연구결과물에 다양한 제품화 아이디어가 따라붙어야 하고, 제품개선과 출시속도가 빨라져야 한다. 우리의 아이디어도 한국의 자본뿐 아니라, 해외투자를 유치하면서 열세를 상쇄해야 한다. 세계의 연구소가 되기 위해서 4세대 R&D로는 부족하다. 속도의 개념이 포함된 5세대 R&D가 되어야 한다.

04 건강문화정착의 기초제도 미흡

체계화시키려는 노력, 찾아가는 서비스가 필요하다. 제도가 방문턱을 넘어가야 문화가 된다.

건강은 결국 문화이다. 아무리 단발성으로 건강증진을 시킨다고 해도 근본적인 문화가 변화하지 않으면 건강은 변하지 않는다. 물적 · 인적자원을 투자해서 유병률을 끌어내리는 것은 한계가 있다. 그러나 우리는 그 한계를 넘어가야 하는 입장에 섰다. 게다가 성장률 정체시대에 들어간 상태에서 예전처럼 쏟아 부을 돈도 부족해졌다. 해결책은 돈이 아니고 소프트웨어이다. 이러한 소프트웨어의 핵심은 개인이 건강활동을 하도록 계도하는 것이다. 즉 습관화이다. 이를 위해 제도가 방문턱을 넘어가야 함이 필연적이고 이때 찾아가는 주치의 제도가 필수적이다. 찾아가는 주치의는 예방과 조기치료를 목적으로 한다. 우리가 만들어 가고 있고, 만든 여러 가지 예방시스템과 조기치료 시스템을 알게 해주고, 이를 그 사람에 맞게 고객화시켜주는 과정을 누군가는 해주어야 한다. 이것이 주치의의 역할이다.

우리는 이러한 제도의 정착을 위해서 하드웨어적인 부분에서 발전해 왔다. 이제는 소프트웨어, 휴먼웨어적으로 발전을 시켜 가야 할 때이다.

이러한 주치의 제도는 의무교육시 부터 시작하는 의무건강시스템(의무교육기관에서 하는 국가개인건강계정의 활용하여 맞춤건강습관을 제시하는 것)과 더불어 문화를 만들어 내는 주춧돌이 될 것이다.

05 협력의 틀이 부족한 의료

의료공급자뿐 아니라 의료제조와 소비자, 정부, 금융까지 협력하기가 쉽지 않다. 발전의 틀이 없거나 빈약하다.

틀을 개선해야 하는 이유는 간단하다. 현재의 틀은 한 발자국 내밀기가 어렵다. 의료가 발전이 어려운 우선적 이유로 복잡성을 이야기한다. 저명한 보건경제서적을 봐도 '복잡하다' 라는 말로 서두를 시작하는 것을 흔히 찾아볼 수 있다. 그러나 이야기만 그렇게 할 뿐 복잡한 것을 정리하지 않고 받아들이며 '아 어려워' 하며 그냥 열심히 하고 있다. 하지만 어렵더라도 이러한 협력의 틀을 보다 간편하게 만들어주면 되지 않을까. 마치 농지정리를 하듯이 말이다. 그렇다면 이러한 틀을 누가 만들어 내야 할까. 1편에서 이야기했듯이 권력이동은 의사에서 정부, 다시 소비자로 가고 있다. 산업에서 생산-유통-소비자로 가는 것과 비슷한 이치다.

그러면 우리의 리더는 소비자가 되는 것이 맞다. 소비자가 상생의 개념에 근거하여 힘을 행사할 수 있게 제도적 장치가 필요하다. 이를 바탕으로 협력을 가속화시키는 통합의 틀이 필요하다.

06 호흡이 짧은 의료발전전략

발전에는 학습곡선이 있음을 이해해야 한다.

학습은 어떠한 일을 겪고 나면 일어나는 현상이다. 97년 IMF 때는 나라가 금방 망할 것 같고, 휘발유 가격이 천정부지로 오르면서 중고차 시장에 중대형차가 쏟아져 나온 적이 있다. 그러나 2008년도 리만브러더스의 세계경제위기 때는 그렇지 않았다. 위기는 차분히 극복 해야 하는 대상임을 학습했기 때문이다.

2008년도에 1000선 아래로 내려가는 주가로 마치 국가의 위기로 보였던 경제가, 더 심한 위기로 보이는 2011~12년의 경제불황에는 잘 내려가지 않는 이유는 주가는 떨어지면 올라간다는 현상이 학습되었기 때문이다. 사춘기를 지나야 성인이 되듯이 혼란함을 성숙하게 학습으로 승화시켜야 문화가 된다.

문화는 학습이 축적된 결과이다. 이러한 학습을 빠르게 이룰 수 있도록 제도가 개선이 되어야 한다. 그러나 100년 넘게 이뤄진 서양의 경제발전을 단 40년 만에 이룬 대한민국의 자신감은 모든 부분에서 무리한 호흡을 하고 있게 하지 않은지 돌아볼 시기이다.

의료는 복지와 연관되어 있고 재원, 문화, 정책, 산업이 뒷받침이 되어야 한다. 이러한 미래를 내다보고 현재의 사춘기를 학습으로 승화시켜야 하는데 의료복지정책이 선거 때마다 마치 4~5년 이내에 할 수 있는 것처럼 공약을 내걸면서 임기 내에 성과를 내려고 하는 노력으로 무리한 공약이 나온다. 급격한 변화를 약속하는 공약속에서 자기방어를 해야하는 직역은 문을 굳게 잠그고 협조하지 않는다. 학습시간도 부족하고 학습내용과 과정도 부족하다.

학습을 건너뛸 수는 없다. 다만 학습을 빠르게 시킬 수 있을 뿐이다. 이에 나타나는 여러가지 문제점을 시스템에서 소화해내고 효율성을 올리도록 해야한다. 학습과 더불어 발전할 수 있는 전략이 필요하다. 학습은 시간을 필요로 한다. 우리가 할 일은 시간단축의 노력이 그 방향이다.

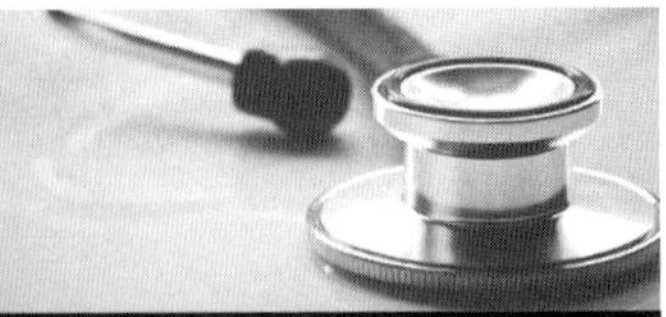

07 너무 절실한 산업 간의 연결기술

산업 간의 소통은 매우 중요하다. 그러나 우리는 소통도 어렵고 무엇보다도 소통의 질이 떨어진다.

소통은 협력을 통해서 뭔가를 이뤄내자는 전제조건에서 한다. 이러한 소통은 두 가지가 전제조건이다.

하나는 서로를 잘 알아야 한다. 그러나 우리는 서로를 잘 모른다. 사람은 자기가 처한 입장에 따라서 들어오는 모든 자극을 해석한다. ABC라는 단어의 예를 들어보자 이를 의사가 보면 기도확보(A airway), 호흡(B breathing)관리 순환기(C circulation)유지라고 생각하지만 회계입장에서 보면 acitivy based costing 이라고 생각할 수도 있다. '우리병원에서는 ABC가 중요합니다'라고 말하는 순간 의료진은 응급상황 케어가 중요하다고 생각하고, 원무재무팀은 회계시스템을 강조하는 것으로 이해한다. 생각이 다르면 들어오는 정보도 달리 이해된다.

둘째는 서로 접점 부분에서 호환성이 있어야 한다. 예를 들어

보자. 벽 속에 다니는 전기선에서 전기를 빼서 쓰려면 콘센트와 플러그라는 것이 필요하다. 서로 맞아야 통한다는 간단한 예이다. 그리고 이것이 전국이 통일되어 있으면 어디서든지 원활하게 전기를 쓸 수 있다. 그런데 만약에 콘센트와 플러그가 생산회사마다 다른 규격으로 나온다면 벽 속의 전기는 그림의 떡이 된다.

이에 관련산업은 어려움을 맞게 된다. 경기도 출시품과 전라도 출시품, 경북 출시품이 달라지면서 원가가 상승한다. 그러나 호환성 있게 표준화 작업을 한다면 이러한 어려움을 겪지 않아도 된다. 소통은 협력을 이끌어 낸다. 이렇듯 호환성은 소통을 가능하게 한다.

협력의 방식이 바로 호환성이다. 이러한 호환성이 좋으면 두 집단 간의 화학적 결합이 빠르게 일어난다.

이렇듯 호환성을 규정하는 것은 매우 중요하다. 이를 산업에서는 인터페이스(Interface)를 관리한다고 한다. 호환성이 좋으면 인류발전원동력의 두 흐름, 즉 내적 진화와 이종 간의 결합이 속도를 받으며 발전한다.

따라서 개방형 혁신(Open innovation)이 활성화되고, 이를 시장에서 선택(Selection)하는 속도가 빨라져 제품의 출시속도가 가속화된다.

우리의 6대 이해관계자 간에는 이러한 서로를 아는 것, 그리고 접점에서의 협력 방식에서 호환성이 있는가를 살펴볼 때이다.

우리는 과연 어떻게 소통하고 있는가?

08 분리가 안되면 공공의료도 민간의료이다.

공공과 민간의 분리는 두 가지로 나눌 수 있다. 하나는 물리적 분리이고 다른 하나는 기능적 분리이다.[14]

우선 분리의 의미를 살펴보자. 분리의 의미는 국가건강보험시스템의 공공의료영역을 민간의료영역에서 분리하는 것을 말한다. 불편만 감수하면 특별히 민간의료영역에 가지 않더라도 큰 부담없이 건강을 유지할 수 있도록 하는 것이다. 즉 어쩔 수 없이 민간의료를 이용하는 상황을 막는 것이다.

공공의료시스템에서 제공되는 진료를 이용하더라도 대다수의 질환에서 치료받는 데 불편이 없도록 하는 것이다. 물론 이용에서는 불편할 수 있고 효과면에서 조금 차이가 날 수도 있다.

비유를 하자면 버스, 지하철, 기차 등의 국가가 제공하는 제도권 인의 교통을 이용하면, 불편은 하지만 개인이 원하는 대부분의 장소를 갈 수 있다. 그러나 좀 더 편한 것을 원하는 사람은 택시, 자가용, 비행기를 이용하면 된다. 개인이 꼭 가야 하는 목적지에 어쩔 수 없이 택시를 이용하여야 하는 경우가 많으면 안 되는 것이다.

싱가포르의 경우 가장 중요한 특징은 공공의료와 민간의료가 확연히 구분이 되어 있다는 것이다.

이렇듯 분리가 되어야 공공의료를 지킬 수 있다.

이렇듯 우리는 문화를 통한 경쟁력을 만들어 가기에 해결해야 할 과제들이 산적해 있다.

해결을 위해서 어디부터 출발을 해야 할까.

Part 04

미래헬스케어혁신의 방향—가치기반경쟁의 생태계 (Business ecosystem with Value based competition)[13]

01 한국의 틀은 비용 전가 경쟁 (Cost shifting competition)

의료는 최종적으로 인간에게 제공되는 서비스의 가치로 판단되며 이를 위해서 많은 이해관계자들이 노력하고 협력하며, 때로는 경쟁한다.

다양한 활동을 통해 비용은 낮아지고, 건강 소비자에게 전달되는 제품의 가치는 증대되는 비용 효율적인 가치기반경쟁의 틀이 필요하다. 그러나 현실은 그렇지 못하다.

의료관련 비용은 누군가는 내야 하지만 그 주체인 정부, 의료공급자, 환자고객 그리고 제약사, 기기사, 보험사는 서로 비용 전가 경쟁만 하고 있다.

정부는 비효율적 틀의 개선보다는 환자에게 의료보험료를 더 걷고, 의료진에게도 일부 비용 및 노력을 전가함으로써 수입과 지출을 맞추려고 한다. 의료진도 보험진료 및 각종제도권 진료에서 낮은 수익을 비보험진료에서 만회하려고 하고 있다. 환자들도 공적 의료보험제도의 사각지대를 민영보험으로 부충하려고 하고 있고, 민영보험의 확대로 발생한 모럴헤저드는 다시 공보험의 비용증가로 나타나고 있다. 보험회사에서 병원으로, 병원에서 의사로 의사에서 환자 또는 제약사로, 제약사의 비용은 다시 환자로 비용 전가의 움직임만 일어난다. 심지어는 환자들까지도 가치를 올리려는 노력보다는 비용 전가 게임에 참여하여 정치적 역량을 동원하는 등 정부나 다른 이해관계자들로부터 더 많은 혜택을 얻어내려 노력하고 있다.

비용 전가 경쟁은 필연적으로 비용증가를 일으킨다. 간단하게 설명해보자. 예를 들어 ABCDE의 이해관계자를 거쳐서 고객에게 용역과 서비스를 제공하는 경우 A는 자신의 노력에 대한 이윤을 확보하고 B로 넘기고, 넘겨받은 B도 역시 자신의 이윤을 붙여서 C로 넘긴다. C는 같은 방식으로 D, D는 E로 넘기고 최종적으로 건강소비자에게 전달된다. 각 단계의 이해관계자는 최종전달되는 진료가치보다는 자신의 이익확보가 더 큰 관건이다. 따라서 최종적으로 전달되는 제품의 질보다는 가격이 더 빨리 올라가는 현상이 일어난다. 협력해야 하는 이유를 갖지 못하고 비용 전가만 일어나고 있기 때문이다.

문제점은 비용이 전가되면서 비용상승만큼 의료의 질은 이를 따라가지 못하는 데 있다. 한국의 병원수준이 상승하였다고 하지만 냉철하게 서울의 대형병원 및 일부 유명한 병원을 제외하고 평균치를 다시 살펴봐야 한다.

이렇듯 비용 전가 게임이 일어나는 이유는 선조직이 아닌 점조직이기에 일어나는 현상이다.

이를 개선시킬 수 있는 방법은 A, B, C, D, E가 서로 협력해서 최종 전달되는 진료의 경쟁력에 따라 평가를 받도록 하는 것이다. 평가에 따라 이익을 나눠갖는다. 전달가치에 따라서 이익이 증대가 되는 구조로 개선됨으로써 전체시장을 키워야 한다.

이는 ABCDE가 선조직으로 연결이 되어 있어야 가능하다. 비용 증가 경쟁이 아니고 질 좋은 진료를 다른 선조직보다 저렴한 가격에 제공할 수 있게 되는 가치기반 경쟁이 되는 것이다.

이러한 점조직으로서의 경쟁이 아닌 선조직으로서의 경쟁을 우리는 이미 스마트폰의 전쟁에서 보고 있다. 삼성과 애플사의 스마트폰의 경쟁이 아니고 삼성군(群)과 애플군(群)의 경쟁이다. 애플은 약 160개의 협력사가 자재구매 조립, 생산비용의 97%를 담당한다(www.apple.com). 삼성도 자사의 홈페이지를 보면 수많은 협력사와 같이 일하고 있음을 알 수 있다. 삼성 스마트폰의 수직 · 수평통합조직군과 애플의 수직 · 수평통합조직군이 경쟁하는 것이다. 선조직이 통합형태 구조에 따라서 승자가 결정될 가능성이 높다. 이렇듯 과거의 기업대 기업의 경쟁은 이미 지나갔고 기업생태계 간의 경쟁으로 바뀌었다.

흐름은 이럴진대 우리의 헬스케어는 이런 경쟁력을 갖기에는 요원해 보인다.

선으로 연결된 조직으로서 가치를 창출하는 것은 현대와 같은 초경쟁(Hypercompetition)시대에는 당연하다.[16]

초경쟁이라는 것은 과도한 경쟁이라는 뜻이 아니고 선두가 자주 바뀌는 것을 의미한다. 그러다 보니 고객의 니드를 맞추기 위한 R&D와 C&D를 위해 기업의 수직 · 수평통합은 필수적이 되었다.

이제는 연결의 형태를 고민하는 것(How to design)이 어떻게 운영하는가(How to manage)보다 더 중요한 시대이다. 운영에서 앞선 틀을 구축을 해야 하는 대한민국으로서는 현실에 닥친 문제이다.

지금까지의 1인당 GDP 2만 달러 시대는 자원은 자본과 인력으로 대표되는 하드웨어로 이뤄졌고 이에 따라서 반도체, 조선, 자동차, 화학, 제철, 조선 등에서 두각을 나타내었다. 저가의료비 시대였고 고도성장사회였다. 또한 점조직으로 이뤄진 편생 또는 독생도 통하는 시대였다.

그러나 4만 달러 시대에 투입되는 자원은 하드웨어에서 소프트웨어이며, 두각을 나타낸 산업군과 같은 것이 한 세트가 더 있어야 한다. 이에 의료산업이 중요한 역할을 해줄 것이라고 믿는 것이다.

또한 고가의료비 시대이고 저성장고착화 시대이며, 편생과 독생이 통하지 않는 상생의 선조직 시대이다.

따라서 지금까지의 틀이 부족하리라는 것은 누구든 쉽게 예측이 된다. 그러나 부족한 틀안에서 하니 5% 발전이 쉽지 않다. 그러나 틀을 바꾸면 발전은 좀 더 용이하다.

우리는 틀과 프로세스를 바꾸면 쉽게 해결되는 것을 종종 본다. 줄서는 것은 대기표발급으로 쉽게 정리가 되었고, 지하철의 비집고 타는 기술은 지하철의 의자가 개인이 앉을 수 있는 홈을 만들면서 해결되었다. 현재 보유한 자원을 이용해서 방법만 바꾸면 혁신이 일어나는 사례는 쉽게 찾아볼 수 있다. 스마트폰은 인터넷, 전화기, 컴퓨터를 합쳐 놓았지만 그 파급력은 대단했다. 어떤 회사는 국가성장동력이 되기도 하고, 어떤 회사는 파산하기도 하였다.

우리의 의료산업발전의 틀을 개선한다고 부담을 느끼지 말기 바란다. 우리도 큰 투자 이전에 우리가 보유한 자원으로, 생각을 바꿔서 할 수 있는 쉬운 것부터 시작하자.

이후의 이야기는 이러한 관점에서 전개가 된다. 시작은 사회적 사본부터 한다.

성장정체시대의 생존을 위한 경쟁력의 근간은 다자간의 협력과 상생이며 이것의 중심에 사회적 자본이 있기 때문이다.

02 사회적 자본의 이해

사회적 자본의 실체에 대해서는 여러 연구가 진행되어 있다. 쉬운 예를 들면 기업 내에서도 동아리 모임, 퇴근 후 모임 등 직원 간의 교류가 높은 조직은 그렇지 않은 기업보다 성과가 높다. 학자들은 이러한 성과향상의 이유를 사회적 자본으로 설명하였다.

Adam smith는 1759년 개인의 이익과 공동체에 관해서 균형을 이루는 주제로 사회적 자본 개념을 밝힌 적이 있다. 사회적 자본의 용어는 시민사회(Civil society), 사회적 연결망(Social connectedness)와 같은 개념으로 나타내어 이 시대부터 사용되어 온 것으로 보인다.

루소도 사회적 계약의 언급 속에 사회적 자본의 내용을 강주하였다.[17]

사회적 자본의 현대적인 개념은 사회구조와 연관된 생사물의 효율성에 초점을 맞추고 이에 따른 네트워크를 중요시하고 있다. 사회적 자본을 사회통합의 기초확립과정이라는 견

해도 있고[OECD(2001). Policies to Enhance Sustainable Development.] 세계은행은 공조체제구축을 통해서 특정목표를 공동으로 달성 가능하게 하는 무형의 추상적 자본으로 정의하고 있다.[18]

Bourdieu[19]는 조직 내에서의 실질적이고 잠재적 총합을 사회적 자본이라고 하였다. Helliwell[20]은 서로 간의 신뢰를 강화하며, 사회적 단결을 강하게 하는 외면성의 집합을 사회적 자본이라고 하고있다.

이렇듯 사회적 자본에 관한 논의는 다양하지만 그 실체는 이미 여러 연구에 의해서 규명되어 있으며 그 근간을 이루는 키워드는 주로 네트워크연결, 상호신뢰로 모아지고 있음을 문헌에서 관찰할 수 있다.*

노동과 자본을 투입해서 성장하는 시대는 지나갔다. 자원이 없어서 경쟁을 못하는 시대는 아니다. 눈에 보이는 경쟁력보다는 눈에 보이지 않는 경쟁력이 더욱 중요한 시대이다. 이것이 우리가 사회적 자본에 관심을 가져야 하는 이유이다. 계획보다는 실행이 중요하듯이 선언적 의미가 아닌 실체적, 피부에 와닿는 구조로 구현하는 것이 핵심이다.

---

* 사회적 자본이 역기능을 초래할 수 있다. 예를 들면 기업 내 파벌경쟁 같은 것이다. 파벌 내에서는 사회적 자본이 형성되어 있을 수 있지만, 기업으로 볼 때 역기능이 나타날 수 있다. 이는 네트워크와 신뢰를 전체적 구도에서 어떻게 디자인 하는가가 중요하다는 것을 단적으로 나타내준다고 하겠다.

03 조직 경직성 —의료발전의 가장 큰 걸림돌

앞에서 의료가 새로운 틀을 만들어야 함을 역설했다. 점진적이 아닌 새로운 틀을 만들어야 한다. 현재의 경직된 산업문화를 최대한 유연하게 하기 위해서이다. 조직 경직성이라는 것은 서로 복잡하게 얽혀서 움직이기 어려운 조직의 현상을 이야기 한다.

이를 메트칼프의 법칙으로 설명해본다. 메트칼프의 법칙은 무어의 법칙(컴퓨터의 마이크로 칩의 처리능력은 18개월마다 2배로 증가한다), 가치사슬의 법칙(조직은 거래비용이 적게 드는 쪽으로 변한다)과 함께 인터넷경제 3대 법칙에 해당한다.

이는 주로 팩시밀리의 유용성을 설명할 때 인용된다. 만약 한 명만이 팩시밀리를 가지고 있으면 팩시밀리가 별로 유용성이 없다. 무용지물인 것이다. 그러나 사용자가 2명, 3명…, 5명…, 10명…, 100명…, 1000명으로 늘어나면 팩시밀리는 매우 유용한 물건이 된다. 네트워크가 커지면서 제품의 유용성이 올라가는 것이다. 그러나 조직에서는 이것을 조직 경직성을 설명할 때 주로 사용한다. 두 사람이 있으면 전화를 한 번만 하면 연락이 되고 소통이 되지만 세 명이 되면 3통, 4명이 되면 6통...... 이렇듯 연결선이 기하급수적으로 올라가면서, 조직내 정보가 돌기가 어렵고 자연히 오해가 생기고, 일을 하려고 해도 진행이 잘 안 되며 생산성이 떨어지는 그러한 상황이 된다. 이러한 조직 경직성이 심해지면 효율성이 떨어진다. 유연하지 못하면 도태된다.

의료특성 중의 하나가 다양한 학문과 이로 인해 다양한 이해관계자가 있다는 것이다.

앞서 언급하였지만 기초과학인 수학, 물리학, 화학 등을 기반으로 하고 응용과학인 전자공학, 재료조직공학, 통계학 등의 학문도 포함된다. 그리고 이를 사람에 적용하기 위해서 융합이 되어 생성된 학문이다. 학문 자체가 잡종 학문이고, 다른

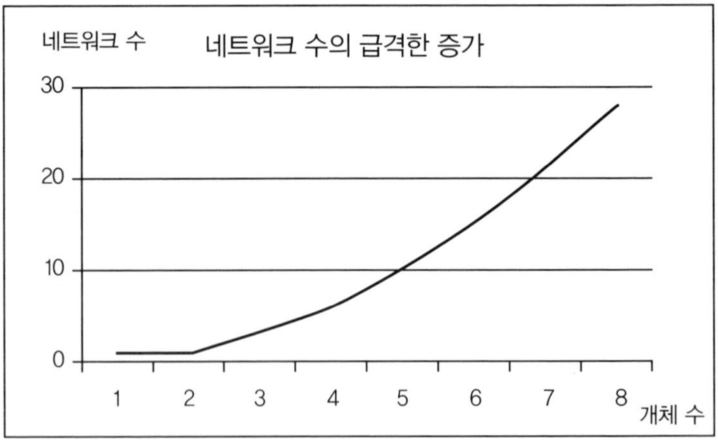

▶ **그림 6** 개체 수 증가와 연결선 증가의 관계

학문을 받아들이면서 성장했다. 게다가 응용학문이라서 환자 진료를 통한 수익창출을 통해서 타 산업을 이끌며 발전이 가능하였다. 현재 의학은 경영학, 법학과 더불어 현실에서 가장 많이 사용하는 학문이 되었다. 의료는 이러한 다양한 관계자를 가진 의학을 바탕으로 한다.

이러한 의학의 배경은 1편에서 기술한 6대 이해관계자뿐 아니라 더 세밀히 들어가면 매우 많은 이해관계자들이 있고 이것이 의료를 매우 복잡하게 만들었다.

학회도 수백 개가 넘고 관련 직종도 수백 가지이며, 정부의 관련부처도 4~5곳이 넘는다. 다른 어떠한 산업보다도 조직 경직성이 생기기에 매우 적합한 환경을 갖추고 있다. 환자는 점차적으로 기능적으로 변해가는데, 쫓아가야 하는 의료서비스는 이를 따라가지 못하고 있다. 이에 정부, 소비자, 의료공급자의 완충의 힘도 한계에 다다랐다. 이것이 혁신이 필요한 이유다.

04 생태계—다양한 구성원이 함께 발전하는 세계

1900년대 이전에는 대부분 가족경영시대였다. 경영학이 이렇다 할 이슈가 되지 않았다. 그러나 19세기 말부터 대규모로 일하는 회사가 생겨나기 시작했다. 이 시기에 사람들 간의 조직을 만들고 효율적으로 일하는 것을 목적으로 경영학이 발전하였다.

그 시대에 가장 큰 조직은 군대였다. 경영학이 발전하기 이전에는 모델로 삼을 것이 군대 이외에는 없었다. 이에 은행, 철도, 광산등의 큰 대규모 동원이 필요한 경우의 근무형태는 군대와 같은 형태였다.

예를 들어 철도사업운영은 전례가 없을 정도로 어려운 문제였다. 험난한 지형 위에 수백 킬로미터의 선로공사를 하고, 선로를 보수하고, 엔진수리, 미차량수리, 사고방지 등의 경영적 문제는 과거의 가족경영으로는 대응하기 어려웠다.

이에 초기에는 대규모 조직의 운영을 군대운영에서 배워서 했다. 그러나 화물수송, 운행 중인 차량 수천 대의 신뢰성 있는 일정보장, 대륙 전반에 걸친 정시 승객운송등, 매우 방대한 과정은 거의 손을 댈 수 없는 수준이었다.

이러한 다이나믹한 조직을 움직이기 위해서 경영학이 발전하였다.

이러한 문제를 정확히 꿰뚫은 사람은 20세기 초 저명한 사회학자 막스베버였다. 베버는 다음과 같은 필수적 항목을 이야기했다.[21]

조직구조는 하향식 권한 흐름을 갖는 피라미드식 구조를 이야기하였고 사업을 총괄하는 원칙은 사전에 정립하며 조직단계별로 수행할 과업의 정의와 방식에 대한 세부 지시사항도 미리정할 것은 언급하였다. 과업은 최대의 효과를 낼 수 있도록 분업화하여 일련의 고정된 단계의 연쇄고리로 구성되고, 승진은 고과와 객관적 기준에 따라서 결정되는 질서를 언급하였다. 이러한 내용은 그 시대에는 매우 획기적인 내용이였다. 이에 따라서 많은 기업이 이를 따랐고, 성과의 향상을 가져왔다.

이렇듯 1900년대 초반의 미국의 경영학은 내부자원을 중요시 하였다. 자기가 가진 것을 이용하여 무엇인가를 이루기 위한 노력이 경영학의 주된 내용이었다.

그러나 1970년대 이후에 오일쇼크 이후에 외부환경의 중요성이 부각이 되었으며 1990년대까지 내부자원에서 외부환경으로 시각 변화가 된다. 그러나 더욱더 시장이 변화하고 혁신속도가 빨라지면서 외부환경과 내부자원의 균형을 맞추는 상생의 개념이 발전하기 시작하였다.

상생은 소통과 신뢰를 기본으로 한다. 이러면서 발전할 수 있는 조직이 무엇이 있을까. 경영학은 자연, 즉 생태계에 주목했다. 지구상의 1억 종이 넘는 생명체가 하나의 규칙에 의해서

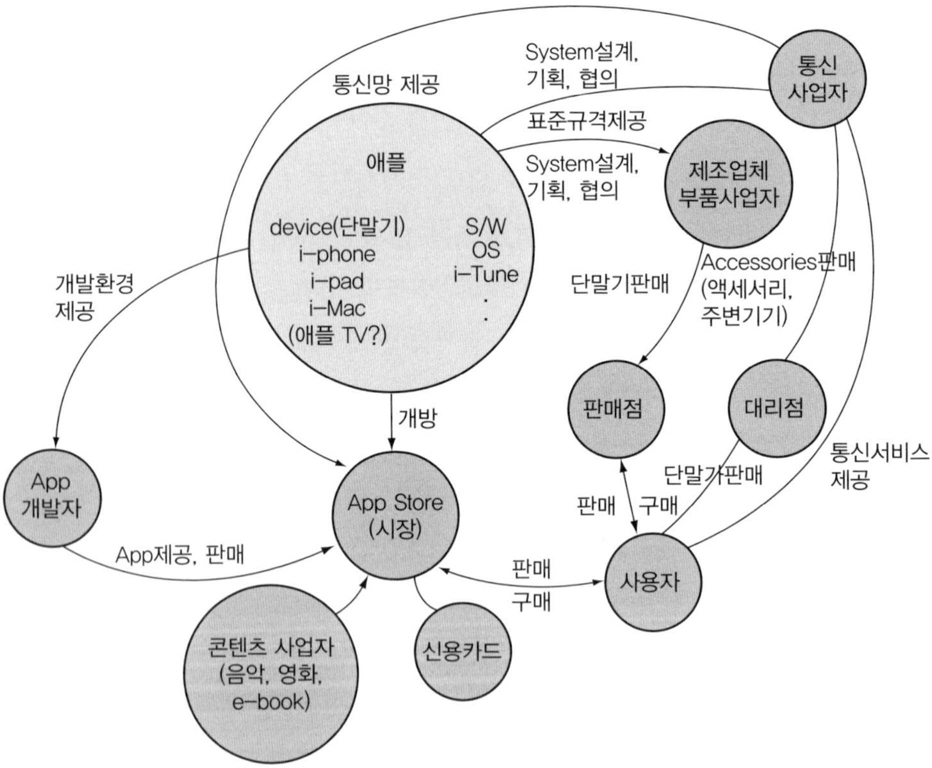

▶ **그림 7** 애플의 Business Ecosystem(출처: Dong-A Business Review Sep 2011 Issue1 No88 p45)

이뤄지고 있다면 이는 복잡한 현대에도 그 시사점이 충분할 것이라고 생각한 것이다.

생태계는 상생, 평형, 순환 등의 키워드로 대표된다. 그러나 이러한 구름잡는 키워드를 그대로 우리 의료발전에 가져다 적용시키기에는 무리다. 시사점을 찾아 우리의 사회와 산업에 적용시켜야 의미가 있다.

발전하는 생태계는 어떤 모습일까. 문헌을 살펴보면 생태계의 모습에 대해서 다양한 시사점을 열거하였다. 문헌참조와 생태학자의 인터뷰 등을 통해서 필자는 다음과 같은 세 가지로 정리하였다.

첫째, 환경이 갖춰졌다. 토양도 비옥하고, 강물이 있다. 이러한 상태에서 태양과 더불어 식물을 키움으로써 먹이사슬의 가장 아랫부분을 받쳐주어 생태계가 발전할 수 있는 기본이 마련되어야 한다.

둘째, 다양한 연결고리를 기반으로 한 순환이 유지되고 있다. 사자가 죽으면 흙의 성분이 되고, 여기에서 풀이 자라고, 토끼가 그 풀을 먹고, 다시 사자는 토끼를 섭생하는 순환이 지속적으로 유지가 된다. 이러한 순환은 어느 한 단계가 너무 커져서 바로 전 단계가 멸종하지 않는 것이 전제다. 또한 한 단계가 없어지더라도 다른 종이 대체할 수 있는 다양성이 있다면 안정적 생태계를 유지하기 유리하다. 사자는 토끼를 섭식하지만 양을 섭식하기도 한다. 순환고리가 끊어지면 전체가 존립이 어렵게 될수도 있기에 다양한 고리를 가지고 있는 것이다.

셋째, 공진화—대립하는 관계에서도 상생이 이뤄진다.

순록과 늑대의 예를 들어 보자. 먹이사슬 관계상 늑대는 순록을 먹이로 하고 순록은 도망가야 하는 입장이다. 즉 서로 대립하는 관계이다. 그러나 중요한 점은 이들 사이에서도 상생은 일어나고 있다. 늑대는 순록 중에서 상대적으로 약한 놈을 잡아먹음으로써 결과적으로 순록무리를 강화시킨다. 그러나 더욱 강해진 순록을 잡으려면 늑대 사이에서도 경쟁이 일어난다. 약한 늑대는 순록을 잡지 못하면 도태되기 때문이다. 결과적으로 늑대에 의해서 상대적으로 강해진 순록은 다시 늑대가 진화발전하고 스스로를 더욱 강화시키는데 도움을 준다. 이렇게 순록과 늑대는 서로 공진화한다. 생태계에서의 상생은 서로에게 물리적으로 잘해주는 것이 아니고 서로 발전하는 시스템 속에서 함께 진화하는, 즉 공진화하는 형태를 이야기한다.

이를 통해서 경쟁력이 생기고, 약점은 점차적으로 줄어든다.

05 의료상생의 생태계요건

이러한 생태계의 시사점을 다시 한번 산업에 비추어 보자.

(1) 의료기초환경의 정립

비옥함은 무엇인가? 예를 들어 살펴보자.

강원도의 춘천 근처의 T 카페는 논의 한가운데 있다. 그럼에도 불구하고 평일에 가도 항상 붐빈다. 커피를 볶고, 또한 맛좋은 커피를 케익과 제공한다. 더 주목할 것은 커피를 국내에서 최초로 재배한다는 스토리텔링도 함께 제공한다. 여타 커피집과는 다른 확실한 차별화를 보여준다. 그러나 단순히 이러한 커피 관련한 능력으로만 성공을 했을까.

T카페의 성공은 현대의 산업의 기반환경이 발전했기 때문이다. 광고를 할 수 있는 인터넷 포탈서비스의 발전, 그리고 논 한가운데의 꾸불꾸불한 길을 찾아가게 해 줄 수 있는 내비게이션의 발전, 그리고 불편한 교통편을 해소해줄 자동차의 발전, 그리고 커피원두를 원거리에 배달할 수 있는 택배물류의 발전이다.

이러한 기반환경이 발전하지 않았으면 성공하는 데 시간이 더 오래 걸리고, 또는 성공하기도 전에 문을 닫았을 수도 있다. 그러나 이미 우리 사회는 커피 한 가지만 뛰어나도 성공할 수 있는 환경을 가지고 있다.

생물이 먹고 사는 데 어려움을 과도하게 느끼면 그 생태계는 번성하기 어렵다. 기업도 자기의 기본적인 꽃을 피우기 전에 너무 복잡하고 어려운 일에 지쳐서 혁신의 속도가 떨어지면 번성하기 어렵다. 복잡하고 어려운 일에 지치지 않고 그 에너지를 소비자의 니드를 충족시켜줄 본연의 임무에 충실할 수 있도록 해야한다. 결국 현대사회의 기업은 고객의 니드를 쫓아가기 위해서 군(群)으로 협력하고 있다. T카페는 혼자하기에 복잡한 일(광고를 할 수 있는 인터넷 포탈서비스의 발전, 그리고 논 한가운데의 꾸불꾸불한 길을 찾아가게 해 줄 수 있는 내비게이션의 발전, 그리고 불편한 교통편을 해소해줄 자동차의 발전, 그리고 커피를 한 봉지 한 봉지를 원거리에 배달할 수 있는 택배물류의 발전)을 대신해주는 시스템은 결국 T카페와 협력하는 유형이다

(2) 순환의 유지

순환이 막히면 어떤 일이 벌어지는가. 결론부터 이야기하면 시스템이 정지한다.

순환은 결국은 에너지의 흐름이다. 통즉불통, 불통즉통이라는

이야기처럼 서로 막힘없이 흘러야 한다.

흐름이 막히는 이유는 주로 한쪽이 다른 한쪽으로부터 과도하게 취하면서, 또는 순환의 고리 내에서 부담이 한 곳으로 집중되면서 균형이 깨지며 발생한다.

1990년대 식용으로 들여온 황소개구리가 토종물고기와 개구리를 닥치는 대로 잡아먹으면서 생태계가 교란의 위험이 있었던 것을 기억한다. 이렇듯 생태계는 균형이 깨지면 모두가 어려움을 겪는다. 한 예로 미국 상위 10%의 소득 점유율 추이를 보자. 1930년대의 미국대공황은 소득상위 10%가 전체소득의 약 50%를 소유했을 때 일어났다. 대공황과 비견되는 2008년 금융위기도 이들 소수가 전체 소득의 약 50%를 차지했을 때 발생했다.[22]

길게 설명할 필요도 없이 부가 소수에게 편중되면 국가 전체적으로 소비가 줄어들기 때문에 흐름이 막히고 공황의 위기가 온 것이다. 생태계의 먹이사슬 고리가 끊어진 것 같은 현상이 일어났다.

이러한 순환을 잘 시키려면 순환을 모니터링하고 이를 바탕으로 순환을 유지시키는 피드백의 작동이 필요하다. 순환을 유지시키기 위해서 과도하게 취하면 안 되고 각 단계가 필요한 만큼을 취해야 한다. 이는 동반성장의 기본 개념이다.

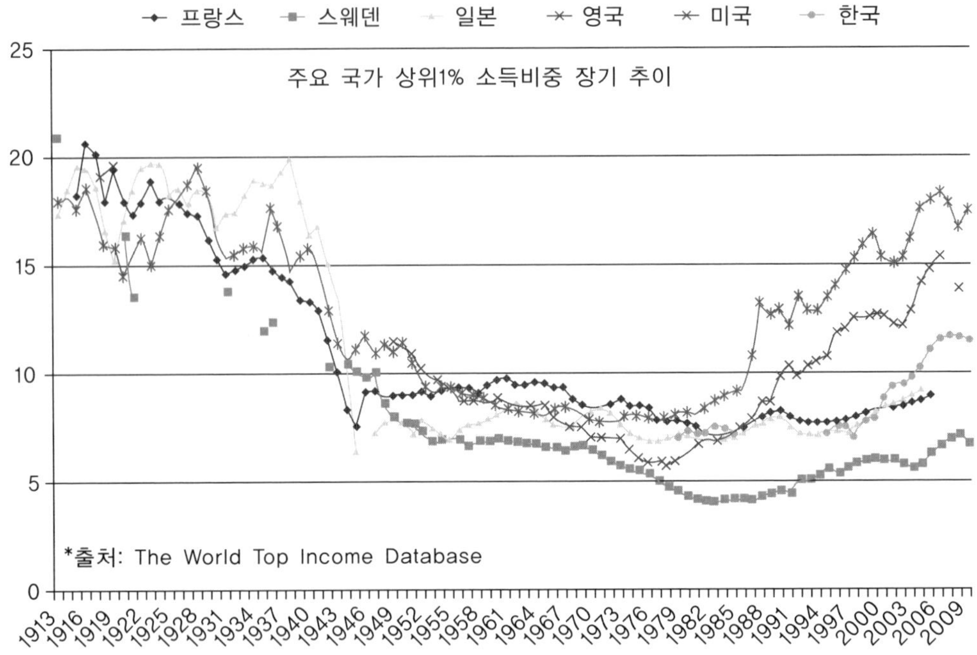

▶ **그림 8** 주요국가 상위 1% 소득비중 장기추이

생태계의 연결고리가 끊어질 수 있는 위험이 자체적으로 모니터링이 되어야 하며 경우에 따라서는 순환을 유지하기 위해서 순환의 단계를 바꾸거나 다른 종으로 바꾸는 힘이 정밀하게 작용하여야 한다. 이러한 모니터링과 자체적 순환을 유지하려는 힘이 생태계에는 존재한다. 이러한 힘이 의료생태계에도 있어야 한다.

* www. saesayon.co.kr 2012. 6. 8 여경훈 불평등은 어떻게 세계경제를 침체로 몰아넣고 있는가

(3) 역동적 공진화

베이트슨[23]은 공진화를 '상호의존적인 종들이 끊임없이 상호작용의 순환 속에서 진화하는 과정'이라고 설명한다. A라는 종에서 일어나는 변화는 B라는 종의 변화를 위한 무대가 되고 여기에서 자연도태가 일어나며, 그 반대도 일어난다. 앞서 기술한 순록과 늑대의 관계를 보면 대립적이지만 서로 공진화한다. 서로 필요한 존재이다.

기업생태계(Business ecosystem)라는 말은 혁신적인 아이디어들을 통합하면서 강력한 공진화를 이뤄나가는 미시경제의 테두리라고 베이트슨은 정의하고 있다. 기업을 하나의 그룹, 군으로 보는 것이 아니고, 좀 더 발전하기 위해서, 이러한 기업생태계(Business ecosystem)의 시각으로 의료산업을 보는 것은 바로 공진화의 중요성 때문이다.[24]

즉 상생은 서로 잘해주는 행동을 넘어서, 서로 잘되게 해주는 시스템인 공진화에 기반한다. 약한 종, 약한 점을 도태시키지 않으면 생태계자체가 번성하기 어려운데 생태계는 이를 위해 공진화 시스템을 유지하고 있는 것이다.

사회에서 우리가 서로에게 귀감이 되고, 잘못된 것을 지적하여 개선하는 것이 필요한 이유이다. 지적을 받으면 마음은 아프다. 그러나 개선은 이러한 아픈 마음 속에서 웃으며 하는 것이다. 어느 조직이든 이러한 개선문화가 필요하다.

이러한 핵심역량을 유지하려면 두 가지 방법이 있다. 하나는 내적 진화이고, 다른 것은 이종 간의 결합이다. 이를 통해 새로운 역량이 생긴다.

이것이 기존의 틀을 바꿀 정도의 파워를 가지면 파괴적 혁신(Disruptive innovation)이 되는 것이고, 점진적 발전이 이뤄지면 확장성(Niche creation)이 우수하다고 표현한다.

이러한 내적 진화든, 이종 간의 결합이든 그 이니셔티브가 자기가 아닌 다른 곳에서 가져올 수 있도록 하는 것이 바로 개방형혁신(Open innovation)이다.

06 기업생태계의 이해

이러한 기업생태계에 대해서 학자들은 다양한 기술을 살펴보자.

앞에서 언급했듯이 조직과 산업 내 협력의 힘이 눈에 보이지 않는 자원으로서 축적되는 사회적 자본의 주요 개념인 네트워크화와 상생, 소통 등은 기업생태계의 개념 내에서는 더욱 정교하게 이론화된다.

이안시티(2004)[25]는 그의 글에서 기업생태계를 그림 9와 같이 네가지의 영역으로 분류하였다.

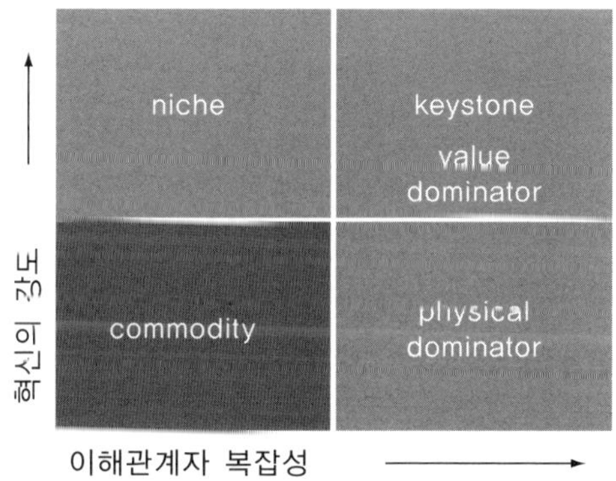

▶ **그림 9** Business Ecosystem.

생태계 내에서 이해관계자의 복잡성이 높고, 혁신의 수준이 높은 부분을 핵심자(Keystone)라고 하였고, 관계의 복잡성과 혁신부분에서 해결책을 내주는 서비스 집합체(Service bundle)를 제공한다고 하였다. 그리고 이부분의 역할을 하는 시스템을 플랫폼이라고 기술하였다.

이러한 혁신성과 복잡성이 높은 부분의 업무는 기업개개인이 넘어가기가 어렵다. 그러나 기업생태계의 구성원들은 이러한 플랫폼을 하나의 패키지 도구로 삼는다면 이를 가치창출의 원점으로 생각하고 자사의 제품에만 몰두할 수 있다(Iansiti 2004).[25]

플랫폼(Platform)이라는 사전적 의미를 보면 다양한 의미를 가지고 있다.

기술적 의미로는 새로운 과정이나 기술의 낭비없이 다양한 제품을 만들어 낼 수 있는 구조적, 기술적 형태라고 하였다. 이는 기반기술, 기초환경이라는 뜻으로 여러 분야에서 사용되고 있다.*

이안시티는 플랫폼을 복잡한 업무를 단순하게 해주는 서비스 집합체(Service bundle)이라고 표현하였다. 만약에 T카페의 성공배경은 복잡한 업무(도로확충, 자동차발전, 내비게이션발

---

* 출처: 위키디피아

전, 배달서비스)가 이미 단순 편리하게 이용할 수 있기에 가능했다. 이렇게 복잡한 업무를 단순하게 해주는 서비스 집합체를 플랫폼이라고 하였고, 기업이 산업 내 강자가 되기 위해서는 이러한 플랫폼의 지위를 얻는 전략, 즉 플랫폼 전략을 수립할 것은 기술했다.

과거의 닫힌 시스템에서 환경에 독자적으로 대응하는 것은 한계에 부딪히면서 기업 간의 협력이 중요하게 되었다. 즉 네트워크가 진행되면서 이러한 네트워크를 통해서 가치창출을 할 경우에 이들을 통합하고, 가치창출의 리드가 필요한 데 이것을 위한 영역이 플랫폼이 다뤄야 할 부분이다.

플랫폼은 필연적으로 상호의존적인 개체들로 구성된 진화 시스템을 고려하여 역할이 이뤄진다.[26]

동시에 이러한 플랫폼이 제대로 기능을 하면 작동되는 생태계의 건강성(Healthiness)을 평가하기 위해서 다음과 같은 지표를 이야기 하였다. 이는 생산성(Prductivity), 안정성(Rosustness), 확장성(Niche creation)이라 하였다. 생산성의 지표로 ROI (Return on Investment)를 들었다. 이는 투자대비 수익률이 높을수독 생산성이 높나고 판단하였다. 인진성(Rosustness)지표로 산업 내 유지하는 기업의 수로 평가하였다. 관련기업의 수가 꾸준히 늘고 있으면 강건하다고 하였다. 확장성(Niche creation)은 외부의 변화에 대응할 만한 가치있는 기능이 개발되는가 여부이며, 이는 새로운 기능의 숫자가 늘어나는 것을 그 척도로 기술하였다.

김기찬(2009)은 이러한 이안시티(2004)의 건강성(Healthiness) 지표에 구체적으로 하위지표를 설정하였다.[25]

생산성의 하위지표로서 투입제품의 시장 반응성, 구성기업들의 운영 효율성, 연결의 효율성을 들었고 안정성 하위지표로서 생태계 내로의 유입자 수와 퇴출자 수, 그리고 확장성으로는 파생상품이나 신제품의 수, 신기술파트너를 그 하위지표로 하였다.

로사베스(2012)[9]는 혁신이 제품화되기까지 중요한 토대로서 기초제도(Foundational institution)를 언급하였다. 기초제도는 기업이라는 씨앗이 여물도록 도와주고 기업을 성장시키며 재건시키는 비옥한 토양을 제공한다고 하였다 이는 플랫폼에서의 R&D영역을 좀 더 강조한 것이다.

▶ **표 3** 생태계 건강성 지표

건강성지표	세부지표
생산성	투입제품의 시장 반응성, 구성기업들의 운영 효율성,연결의 효율성
안정성	생태계 내로의 유입자 수와 퇴출자 수
확장성	파생상품이나 신제품의 수, 신기술파트너

그는 그의 글에서 다음과 같은 네 개의 영역을 연결하는 것이 중요하다고 하였다.

1 아이디어를 생각해 내고 시장에 접목
2 중소기업 및 신생기업을 대기업과 이어주는 제도
3 산업의 요구와 일치하는 교육
4 생태계 전략개발을 위해서 다양한 분야의 리더의 결속

여기서는 주로 생태계의 R&D에 초점을 맞춘 서비스 번들로서의 기초제도를 이야기 하고 있다.

문휘창(2011)은 플랫폼의 위치를 얻기 위해서 기업이 고려해야 할 네 가지 성공요소를 언급하고있다.[28] 전략의 성공요소 네 가지로서 호환성(Compatibility), 보완성(Complementarity), 연결성(Connectivity), 상업성(Commerciality)를 들고 있다.

호환성은 모듈 간의 호환성이다. 예를 들면 MS office 제품은 애플의 office 제품보다 타제품 간에 충돌없이 사용할 수 있다. 호환성이 좋은 것이다.

보완성(Complementarity)은 상호상승작용을 만들어 내는 것이다. 대표적인 것이 애플제품과 아이튠스의 관계이다.

연결성(Connectivity)은 연결하여 새로운 집단적 가치를 내는 것이다. 앱스토어, 스마트폰, 그리고 광고업사와 개발업사가

연결하여 하나의 가치를 만들어 내고 있다.

상업성(Commerciality)은 소비자에게 제품이 어필을 하여야 하는 것이다. 즉 매출로 연결되는 생산성과 관계가 있다.

플랫폼은 설계 시의 고려점에 대해서도 언급되었다. 플랫폼은 시장변화와 혁신의 속도가 빨라지는 시대에 특히 더 필요하다. 내부성과만으로는 어려워 외부와의 협력이 필요할 때 나타나는 개념이다. 이에 네트워크와 인터페이스를 고려해야 한다(Iansiti and Levien 2004 145).[29]

네트워크와 인터페이스는 다음과 같은 세 가지를 고려하여야 한다고 한다.

아키텍쳐(Architect), 통합(Intergration), 시장관리(Market management)이다.[27]

아키텍쳐(Architect)는 이러한 구성기업들 간의 조직의 경계를 어떻게 설정하고 상하, 전후, 좌우를 배치하는가를 정의하는 것이다.

통합은 목표를 위해서 어떻게 협력의 구조를 어떻게 만들어 갈 것인가를 정의하는 것이다.

시장관리는 생태계 내의 거래를 어떻게 만들어 가는가, 즉 서로가 서로의 시장이 되어갈 것인지를 정의하는 것이다. 이러한 통합과 시장관리는 앞서서 기술된 호환성, 연결성, 생산성 등의 내용과 유사하다.

이러한 내용들을 고려하여 아키텍트를 설계해야 한다.

07 의료생태계 디자인 시 다음을 고려하자.

이러한 문헌에 근거하여 생태계의 기본적 환경, 순환, 공진화가 이뤄지는 의료생태계를 어떻게 디자인하여야 하는가 살펴보자.

(1) 기초환경정비

환경은 기업이 한가지에 집중할 수 있는 여건을 이야기한다. T카페의 경우에도 이미 구축된 환경(자동차발전, 내비게이션, 인터넷, 택배)이 커피비즈니스에 집중을 가능하게 했다. Microsoft의 OS는 여러 프로그램과의 호환성을 유지하면서 각각의 프로그램개발자들의 개발프로그램을 널리 사용될 수 있도록 인터페이스를 정비하고 개방하면서 제품개발에만 집중할 수 있도록 해주었다.

애플의 OS와 구글의 안드로이드 OS도 스마트폰에 다양한 어플이 활용될 수 있는 환경을 마련하면서 웹과 더불어 앱산업을 만들어 가고 있다.

기본환경의 미비로 학계에서 진행한 연구가 유용한 혁신으로 연결되지 않는 경우가 많다. 2009년 미국 대학기술관리자협회(Association of University Technology manager)는 181개 대학이 535억달러를 투입하였지만 라이선스 수익규모는 23억달러에 불과하다는 사실을 발견했다. 그러나 MIT와 스탠퍼드는 예외였다. 두 대학은 뛰어난 연구실적과 더불어 매년 수십 개의 기업을 탄생시켰다. 이는 업계와 탄탄한 교류와 교수진, 기업 등과 네트워크가 탄탄하였기 때문이다. 이 두 개 대학은 연구자에 대해서 연구에 집중할 수 있도록 환경을 제공하였는데 이를 기초제도로 표현한 것이다.[9]

이러한 기본환경은 관계가 복잡하고(Complexity of relationship), 혁신과 어려움의 강도가 높은(Level of turbulence and Innovation) 부분의 업무를 맡아 해주는 핵심자(Key-stone)의 역할을 하는 것이며, 이는 플랫폼지위의 조직이 제공해야 할 기본적인 업무이다.

이러한 플랫폼을 디자인하기 위해 보완성, 호환성 및 모듈성을 고려해야 한다.

(2) 순환

순환이 지속적으로 이어지려면 두 가지가 필요하다. 하나는 순환을 일으키는 힘이다. 다른 하나는 순환고리를 유지하는 힘이다.

순환을 일으키는 힘은 자연에서는 다양하지만 기업에서는

ROI(Return on Invest) 정도를 설정하면 된다. 이익이 있어야 기업생태계의 순환이 일어난다. 이러한 이익이 없으면 순환은 일어나지 않는다. 순환고리도 유지되지 않는다. 순환고리에 들어가고 싶을 정도로 ROI가 높으면 순환은 더욱 강하게 된다. 이는 이안시티(2004)는 생산성(Productivity)이라고 표현했고, 문휘창(2012)은 상업성(Commerciality)이라고 기술하였다.[28]

그럼 순환고리가 깨지지 않게 유지하는 힘은 무엇일까. 첫째는 현재의 순환고리의 각단계가 충실히 역할을 하도록 하는것이다. 제대로 자기의 역할을 수행하도록 도와주고, 또는 역할 미비 시에 피드백을 주는 것이다. 둘째는 대체이다. 어떤 단계의 역할자가 수행을 못할 시에는 새로운 역할자를 찾아서 순환고리를 유지 및 생성해야 하는것이다.

순환고리를 유지할수 있는 조건으로서는 호환성(Compatibility), 연결성(Connectivenss)을 들었다.[28] 여기에 한 가지 더 추가할 것은 개체가 변할 때는 일정한 룰이 있어야 한다. 이는 신뢰로 표현이 된다. 신뢰는 투명성을 바탕으로 한다 객관적인 호환이어야 전체의 순환고리가 건강하게 유지된다. 검은 거래에 근거한 교체는 전체고리를 어렵게 한다. 이에 건강성을 유지하기 위해서 투명성이 중요하다. 투명성은 주로 평가에 관한 이야기이기도 하고, 이후에 나오는 공진화에 중요한 성공요소이기도 하다.

순환에 관계된 성공요소는 투명성(신뢰성), 상업성(생산성), 연결성, 호환성으로 요약된다.

(3) 공진화

공진화를 통해서 생태계가 번성하려면 두 가지가 필요하다. 하나는 경쟁력의 증가이다. 순록과 늑대의 공진화는 각각 능력이 확장되면서 강해지고, 이로 인한 상대적 약자의 도태가 일어나기에 가능하다. 기업에서는 이러한 확장성의 양과 질을 증대시키기 위해서 개방형 혁신(Open innovation)을 한다. 다른 하나는 이러한 상생의 결과인 확장성(새로 개발된 능력)이 순환고리 강화에 도움이 되어야 한다.

경쟁력이 증가하는 확장성은 순록과 늑대가 서로 생존하기 위해서 더욱 빨리 달리는 능력이 배가되는 것으로 설명된다. 즉 생존을 위해서 근력과 민첩성이 발달하고, 이렇게 생성된 강인함은 웬만한 외부변화와 도전에 흔들리지 않는 생태계 순환고리를 만들어 갈 수 있다. 즉 경쟁력 없는 늑대 1~2마리가 들어와도 수준이 높아진 순록과 늑대의 생태계에 영향을 주지 않는다.

이러한 근력과 민접성은 순환고리의 유지와 건강성에 도움이 된다.

그러나 생성된 가치가 생태계에 다 흡수되는 것은 아니다. 사자와 호랑이는 생태계의 맹수이지만 이들의 합작품인 라이거는 종을 번식하는 데 실패했다. 강하게 디자인되었다고 해서 이를 생태계가 받아들이는 것이 아니고 적합해야 일원이 되는 것이다.

창출된 확장성, 즉 공진화의 산물을 생태계에 강화에 도움이 되려면 생태계의 평가를 거쳐야 한다.

이러한 공진화를 가치적 공진화(Valuable co-evloution)라고 부를 수 있으며, 다양한 시도와 평가 속에 상생하는 진화를 가리키는 말이다.*

공진화가 가치적 공진화가 되려면 확장성(Niche creation)과 투명성이 필요하다.

---

* 필자가 공진화를 좀 더 강조하여 언급한 용어임.

08 소결

우리가 설계해야 할 의료산업생태계의 주축인 건강플랫폼의 설계시 다음과 같은 요소를 갖추어야 한다.

▶ **표 4** 플랫폼의 성공요소와 세부요소

요소	세부요소					
환경		호환성 (모듈성)			보완성	
순환		호환성	연결성	상업성 (생산성)		투명성 (신뢰성)
공진화	확장성(Niche creation) 오픈이노베이션(양과 질, 그리고 속도)					투명성 (신뢰적 평가)

시장관리(상업성, 투명성), 통합(호환성, 연결성)이 표의 다른 요소에 반영되어 있다.

이러한 요소를 반영하는 플랫폼의 예는 여러 사례에서 볼 수 있다.

제품만 우수하다면 이베이를 통해서 물건을 팔 수 있다. 이베이는 비옥한 토양, 즉 복잡한 업무 대신에 한 가지만 잘하면 성공할 수 있도록 하는 플랫폼 서비스를 제공하고 있다.

국내에 어떤 온라인 쇼핑몰은 제품만 좋으면 개인이 홈페이지를 제작하고 결제, 물류배송 등의 다양한 복잡한 업무를 간단하게 해준다. 이 또한 플랫폼 서비스를 하고 있는 것이다.

위키디피아는 플랫폼만 만들어 놓고 개방성 혁신으로 성공하였다.

생활의 많은 편리성을 올려주는 앱은 스마트폰이라고 하는 플랫폼에서 제공되고 있다.

즉 자기가 한 가지만 잘해도 그것의 씨앗을 뿌리고, 뿌리를 내릴 수 있는 기업환경이 필요하다. 클러스터인 첨단복합의료단지도 이러한 플랫폼이 된다. 이를 발전시키기 위해서 5세대 R&D 또는 고객과 함께 호흡하는 마케팅 3.0시대의 플랫폼이 되려면 어떤 요소가 더 필요할지 숙고해보자.[30]

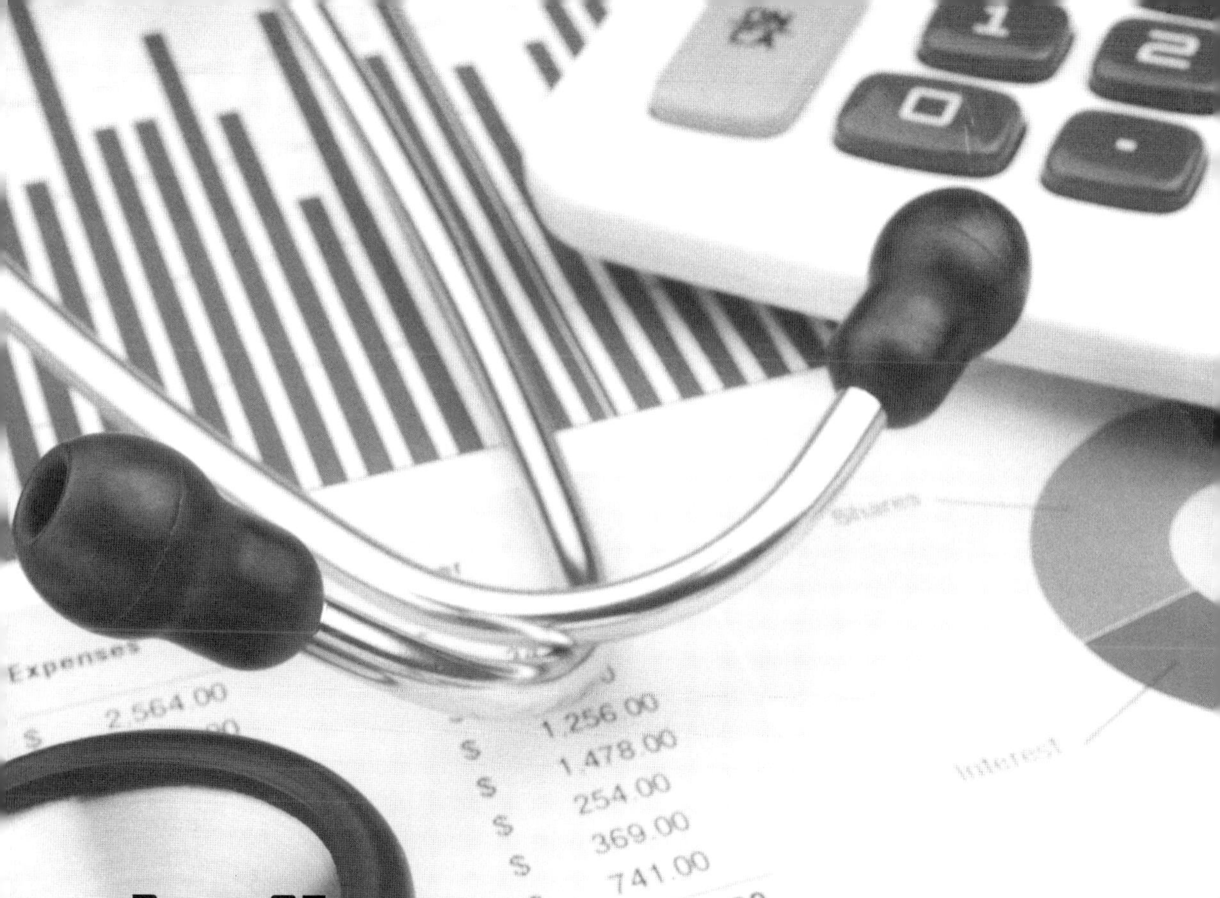

Part 05

미래한국의 건강플랫폼을 설계하자.

생태계의 기초환경, 순환, 공진화의 시사점을 반영하는 우리의 건강플랫폼은 구조화 시에 다음과 같은 점을 고려해야 한다.

확장성—개방형 혁신을 통해서 혁신의 양과 질을 올리고 개선속도의 향상을 유도

호환성—선조직의 연결고리에서 역할자(player)의 호환성 유지

연결성—수평, 수직통합이 가능하여 규모와 범위의 경제를 이끌 수 있도록 함

상업성—투자금액은 최소화, 이익을 극대화하는 효율성 확보

보완성—필요한 것을 네트워크 내에서 확보가 용이하도록 설계

투명성—평가를 통해 유입과 퇴출의 신뢰성 확보

이렇게 여섯 가지 항목을 반영할 수 있도록 설계되어야 한다.

설계의 전달을 쉽게 하기 위해서 다음과 같이 단계별로 기술한다.

01 국가개인건강계정(National Personal Health Record System, NPHRS) 설치

첫째는 국가개인건강계정시스템(National Personal Healthcare Record System, NPHRS)을 만들어야 한다. 이곳은 PHR (Personal Hcalth Rccord)를 보관하는 곳이다.

의료기록에는 병원에서 기록하는 Elecrical Medical Record가 있고, 개인이 기록하는 개인 의료기록 즉 PHR이 있다. 기록하

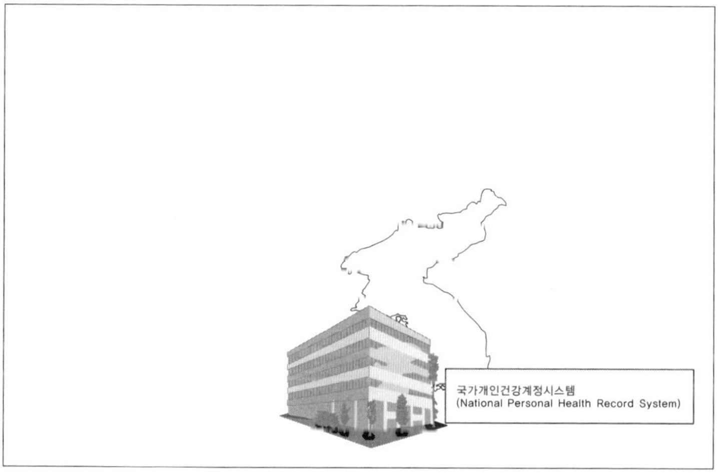

▶ **그림 10** 국가개인건강계정시스템의 개념도

는 주체가 다르고 보관하는 주체가 다른만큼, 내용도 차이가 난다.

의료를 통합하여 플랫폼을 만들어 가는 것은 꼭 필요한 일이다. 어려움은 실행보다는 생각의 전환이 더 어렵다. 병원의 IT 시스템을 통해서 전산관리의 통합화를 이루려던 정부의 계획은 늘 어려움에 부딪혀왔다. 각 대학병원은 전산시스템을 독자개발하고 있으며, 개인의원도 개별청구시스템을 갖추면서 전체적으로 통합하기 어려운 상황이다. 법적으로도 통합운영이 용이하지 않다.

일부는 자체적으로 만든 IT 시스템에 병원운영 노하우까지 접목시켜, 디지털 병원이라는 이름으로 수출까지 하고 있는 상황이다.

이런 상황에서 통합할 수 있는 해결책(Key)으로서 PHR이 대안이다. 의료기록은 진료받은 소비자가 소유하는 것은 특별히 법적인 문제가 없음에 주목해야 한다.

병원에서 환자의료기록은 곧 힘이다. 의사가 힘이 있는 이유는 의료기록을 가지고 있기 때문이다. 환자의 계속적인 치료를 통하여 더욱 정보를 축적한다. 이러한 기록을 통해 확보한 지식은 학문의 교두보가 되기도 하고 다양한 형태로 산업의 밑거름이 된다. 이렇듯 정보는 병원의 파워를 유지시켜온 근간이었다. 따라서 환자기록이 외부로 빠져나가는 것을 병원은 환영하지 않는다. 그러나 소비자의 의식이 커지면서 의료기록을 보고자 하는 니드는 증가하고 있다. 의료기록신청은 해가 갈수록 늘어가고 있다. 문제는 이렇게 의료기록을 소유해도 보관할 곳이 없다. 그리고 복잡한 의료기록을 정리하는 것은 쉽지 않다. 그냥 단순히 소유로서 안심을 할 뿐이며, 검사지 정도가 전원 시 도움이 될 뿐이다.

그러나 이러한 국가개인건강계정시스템(National Personal Healthcare Record System, NPHRS)이 구축되면서 병원에서 바로 이곳으로 넣어달라고 요청할 수도 있으며 이를 환자는 집에서 확인할 수 있다. 약간의 비용만 내면 이것을 쉽게 정리도 해준다.*

개인정보기록을 모으는 것에 대한 반발이 있겠지만, 이는 초기의 제대로 된 계도를 통해서 제도의 편리함을 알게 해주는 것이 좋다. 마치 은행에 내 돈을 저축하는 것과 비슷하게 개인건강기록(PHR)을 저축한다고 하면 쉽게 이해가 될 것이다. 이미 보험사, 병원, 국가기관 등 개인의 건강기록을 가지고 있는 기관은 다수다. 기록보관의 문제는 이미 해결되어 가고 있는 것으로 여겨진다. 보안이나 그 외의 것은 현재의 은행의 시스템으로 시작하면 될 것이다. 돈을 지킬 수 있다면 건강정보도

* 이 부분은 주치의가 하는 것이 옳을 것이다.

지킬 수 있다고 판단된다.

개인은 개인단말기(컴퓨터, 스마트폰)를 이용하여 국가개인건강계정시스템(National Personal Healthcare Record System. NPHRS)에 접속할 수 있다. 국가는 기록을 올려놓을 수 있는 보관서버를 운영하지만 이는 개인공간이다. 따라서 개인 또는 개인의 허락이 있을 때 접근할 수 있다. 은행의 온라인사이트에 접속하면 개인의 금융거래에 대해서 알 수 있듯이, 여기에 접속하면 개인의 건강기록이 나온다. 개인건강통장이라고 생각하면 될 것 같다.

이러한 국가개인건강계정시스템(NPHRS)은 다음과 같이 정리가 된다.

1. 개인의 건강상태를 요약해 놓은 요약서(Summary)가 있다.

이러한 요약서는 개인의 요청에 의해서 건강주치의가 접근하여 요약할 수 있다.

개인의 건강주치의가 여기에 접속하는 방법은 다양할 수 있다. 추후 논의가 필요하다.

그리고 최근에 업데이트되어 있는 날짜가 있다. 이로서 자기의 건강을 자주 살피고 있는지를 알 수 있는 간접적인 지표가 된다.

여기에는 다른 의사나 건강공급자가 해당 개인의 진료 시에 참고를 해야 할 사항이 주로 적혀있다. 예를 들면 알러지 기왕력, 먹어서는 안 되는 약과 음식, 조심해야 할 운동 및 자세, 수술의 기왕력 등등이 그러한 것이다.

2. 개인의 병원진료기록과 관련 임상검사데이터가 있다.

그리고 이러한 임상검사데이터의 판독지가 요약하여 정리되어 있다. 검사를 시행한 의료기관에서 개인 허락하에 접근하여 올려놓을 수 있다.

개인은 자기건강기록을 보관하지만, 이는 혼자서는 할 수 없다. 방대한 기록이 다 정리되기도 어렵지만, 다 필요한 것도 아니다. 협진과 산업에 필요한 요약은 주치의가 도와주어야 하는 부분이다.

국가는 이러한 공간을 마련해주고 이용할 수 있도록 한다.

마치 경제발전을 위해서 고속도로를 건설하는 것과 비슷하다고 생각하면 된다.

이렇게 클라우드 시스템을 통해서 환경을 정비하여, 소비자의 정보권력을 확대시킨 후에, 이 바탕 위에 기간사업자를 모집했다.

02 기간사업자의 선정 및 역할부여

정부는 이러한 국가개인건강계정시스템(National Personal Healthcare Record System. NPHRS)과 함께 의료산업을 발전시킬 기간사업자 3~5개를 선정한다.

기간사업자는 PHR을 보관할 수 없다. 그러나 NPHRS와 링크되어서 마치 기간사업자의 서버 내에 있는 것처럼 보이게 하며 이를 기본으로 하여 다양한 사업을 영유한다.

따라서 개인은 직접 NPHRS에 접속할 수도 있지만, 그보다는 좀 더 편리하게 만들어 놓은 기간사업자의 운영체제에 회원으로 가입하여, 그곳을 통해서 접속을 하는 것이 편리하다. 기간사업자의 운영사이트에 개인용 건강사이트[*]를 만들고 여기서 실질적인 개인의 건강활동을 한다.

여기에서 국가개인건강계정시스템(NPHRS)과 링크된 자기의 기록을 확인할 수도 있지만, 새로운 의료기록도 이를 통해

* 우리는 이것을 개인건강 웹사이트라고 부른다.

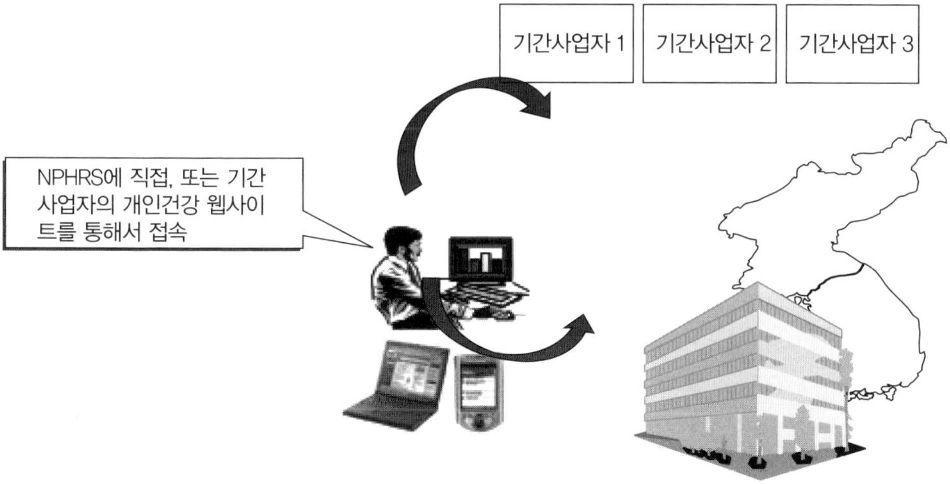

▶ **그림 11** 기간사입자의 플렛폼내의 개념도

국가개인건강계정시스템(NPHRS)에 올릴 수 있다. 그 외의 건강처방전과 자기건강기록을 통한 수익사업, 건강공급자와의 연락과 소통, 개인주치의 시스템, 우리가족이 평생 알아야 할 중요한 건강컨텐츠, 그리고 다양한 양방향 소통(Two way communication)을 통한 독려와 실시간 피드백, 원격진단기구(Diagnostics)가 개발에 따른 이용 및 진단과 처방 등 개인의 건강관련활동의 내용의 보관과 소통이 이곳에서 이뤄진다. 개인이 건강공급자와 만나는 접점, 즉 인디페이스가 된다.

기간사업자는 허가받은 의료통합사업자이다. 효율을 올리고 의료산업을 발전시키기 위해서 선정된 사업자이다. 기존의 통신사업자이기도 하고, 또는 거대 병원 몇 개가 합쳐서 이루기도 하고, 또는 의원들의 협력으로 만들어지기도 하였다. 마치 통신기간사업자를 SK, KT, LG로 하여 통신기간사업자를 만든 것과 유사하다고 생각하면 된다.

기간사업자는 두 개의 고객을 축으로 한다. 하나는 건강소비자이고 다른 하나는 건강서비스공급자이다. 두 회원을 만날 수 있는 장소를 기간사업자가 제공함으로서 다른 이해관계자를 모두 끌어들일 수 있다. 이를 통해서—두 고객을 만나게 하지 않고는 할 수 없는—다양한 의료사업이 가능하게 된다. 우선적으로 가장 중요한 것은 고객들의 편의성과 건강증진을 위해서 서비스가 다양해지는 점이다.

우선 건강공급자(의료기관 및 비의사 건강공급자)의 기관운영을 돕는다. 즉 수익이 날 수 있도록 도와주는 것이다. 그러한 자원의 결과로 건강공급자가 환자에게 전달하는 서비스의 폭이 늘어나고, 온라인을 통해서 건강소비자와 건강공급자가 밀착할 수 있는 주치의 시스템을 제공한다. 기존의 약처방뿐 아니라 건강처방전(식이, 운동, 보조식품, 대체의학)도 발급이 되어 다른 건강공급자와의 관계를 긴밀히 하고, 협진하는 것은 기간사업자의 지원으로 가능하다.

환자는 이곳에서 건강에 관한 검증된 정보를 받고, 건강공급자와 기간사업자가 협력으로 만든 컨텐츠를 이용한다. 자기의 건강기록을 가지고 수익사업도 하며, 아이디어를 내서 의료산

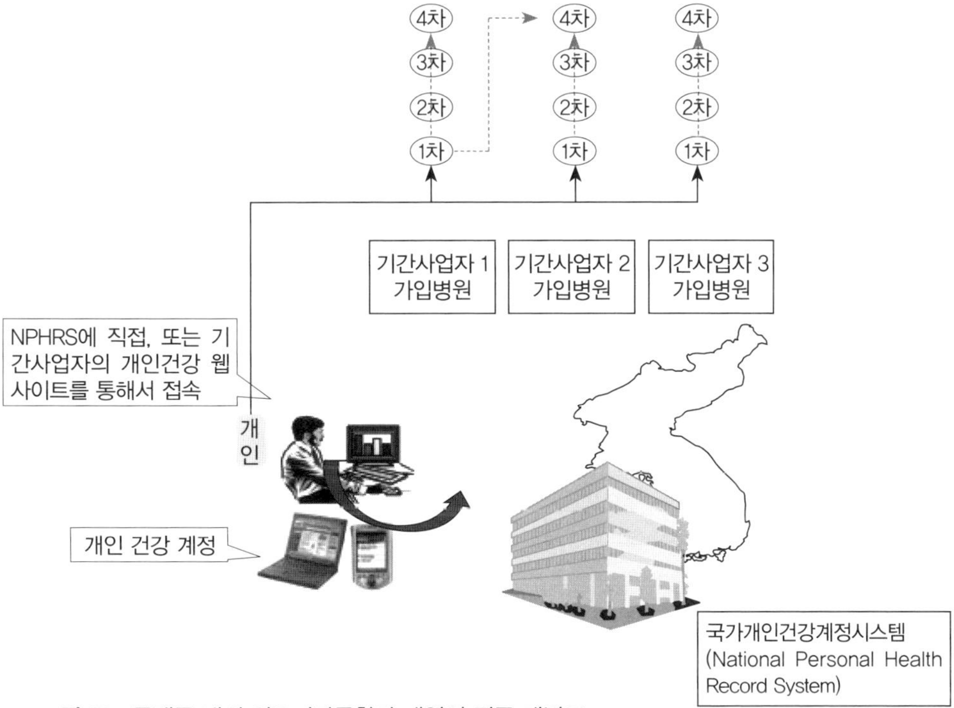

▶ **그림 12** 플랫폼 내의 의료기관통합과 개인의 접근 개념도

업에도 보탬이 될 수 있기도 한다. 개인의 주치의 시스템도 구축할 수 있으며, 의료의 간접비가 획기적으로 줄어든다. 아마도 이러한 의료간접비가 줄어든 것만으로도 운영비의 상당부분을 충당할 수 있을 것이다.

기간사업자는 의료기관IT를 PaaS (Platform as a service)나 SaaS (Software as a service) 등의 클라우드을 지원한다. 의료기관은 급등하는 IT시스템 유지 및 보수비용을 대기가 어렵다. 의료기관 측에서도 경영에 도움이 되기에 환영한다. 의료기관에 실질적 도움을 주는 지원을 함으로써 통합에 더욱더 유리해진다.

개인은 의료기관 이용 시 더욱 편리해졌다. 개인을 진료하던 각 의료기관의 의사 간의 진료기록소통이 원활해 지면서, 원격진료도 가능해졌다. 또한 중복진료, 시간낭비, 금전적 손실 등이 줄었고, 무엇보다도 개인이 주치의 시스템을 가지게 됨으로써 공공의료의 단단한 교두보를 마련하게 되었다.

개인은 기간사업자에 가입된 의료기관만 이용할 수 있는 것이 아니다. 자기가 회원으로 가입된 기간사업자의 의료진은 이용이 편하겠지만, 다른 기간사업자에 소속된 의료기관도 이용할 수 있다.

마치 SKT 가입자 KT가입자에게 전화를 하는 데 아무런 어려움이 없는 것을 상상하면 된다.

그러나 아무래도 자기가 회원으로 있는 곳의 의료진을 이용하면 좀 더 많은 혜택이 가능하다. 마치 스마트폰, 집전화 인터넷망을 한 회사로 합치면 더 저렴한 서비스를 주는 것과 비슷한 논리라고 이해하면 된다.

따라서 기간사업자는 공급자회원으로 있는 의료기간의 학문적 발전, 또는 우수한 의료진의 영입 등에 많은 공을 들이게 되고, 이들이 소비자에게 좀 더 많은 서비스를 해줄 수 있도록 다양한 서비스를 개발 및 제공한다. 이런 점이 기간사업자 간에 차별화 부분이 된다. 차별화를 통해서 기간사업자가 건강공급자 회원을 효과적으로 지원함으로써 결국은 건강소비자가 좋은 서비스를 받게 된다.

기간사업자는 건강소비자회원과 건강공급자회원 간의 교류에서도 수익을 얻는다. 이외에도 의료기관, 대학 등의 수직통합과 수평통합을 함으로써 R&D, C&D를 가능하게 한다. 이를 바탕으로 제약, 기기, 통신, 금융, 물류 등의 의료사업을 가능하게 한다.

여러 기간사업자 중 하나는 국가가 해야 한다. 국가가 다른 민간사업자를 견제할 필요성은 늘 존재하는 것이며 동시에 이들이 하지 않는 업무를 해야할 필요성이 있기 때문이다. 방송도 국영방송이 있음을 생각하면 된다.

개인은 기간사업자를 자유롭게 선택하여 가입할 수가 있다. 건강플랫폼 시스템에서는 개인이 자유롭게 기간사업자를 변경할 수 있다. 자기주치의의 변경도 용이하다. 마치 핸드폰의 유심칩만 바꾸면 되는 것을 생각하면 된다. 이러한 과정에서 건강주치의법, 건강관리법 등이 제대로 기능을 할 수가 있다.

열심히 하는 의료진만 살아남고, 열심히 건강한 활동을 하는 고객이 더 혜택을 받는 공진화가 여기서 실행이 되도록 환경정비가 이뤄진다.

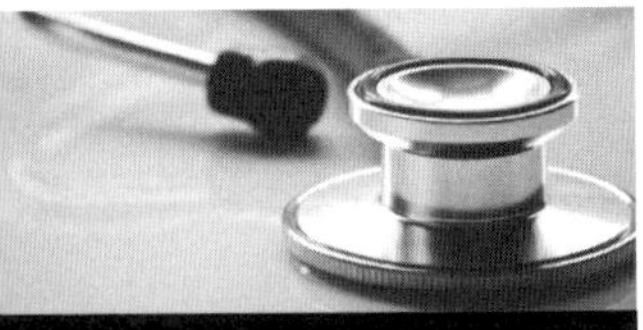

03 건강공급자의 통합

기간사업자는 건강공급자중 의사가 운영하는 의료기관뿐 아니라, 비의사건강공급자(Non physician Healthcare Provider, NPHP)도 포함하여 통합의료를 이뤄나간다.

의료기관은 약처방만 아니고, NPHP에도 처방전형식을 통해서 건강소비자에게 제공한다. 이에 의학적으로나 민간적으로 검증된 것을 효율적으로 제도권 내로 들어올 수 있도록 표준화 시킴으로써 통합의료를 이뤄나가는 노력도 병행하고 있다.

이러한 NPHP 처방전은 크게 두 가지이다. 하나는 이들의 기관으로 가는 처방전이 있다. 운동을 한다면, 식이요법을 한다면 어떻게 하는 것이 좋다는 의견을 이들에게 보내는 편지 같은 처방전도 포함이 된다. 시간이 지나 좀 더 나은 처방전을 만들 수 있을 것이다.

다른 하나는 컨텐츠이다. 이들의 NPHP 및 의료기관도 컨텐츠를 만들어서 기간사업자의 운영사이트에 올려놓는다.

의료기관은 처방을 내릴 때, 처방전도 발급하는 행위도 하지

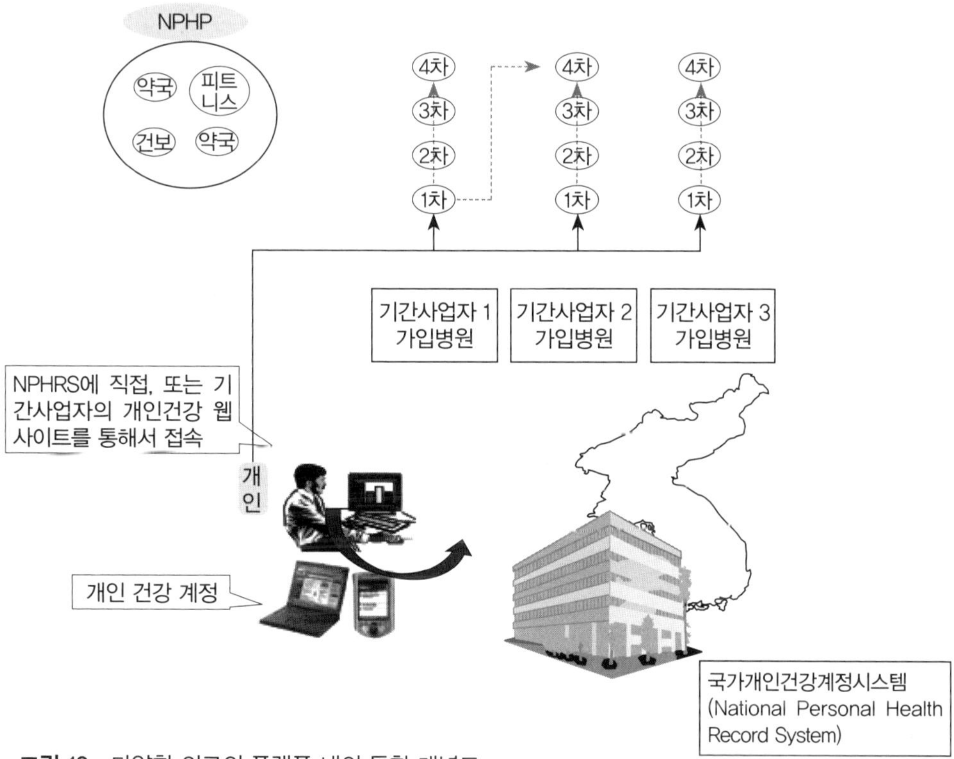

▶ **그림 13** 다양한 의료의 플랫폼 내의 통합 개념도

만, 컨텐츠의 주소를 개인건강 웹사이트에 옮겨 놔주기도 한다. 즉 교육처방을 하는 것이다. 이미 제작된 다양한 컨텐츠 중에서 환자개개인에게 맞는 것을 선택하여 권한다 수많은 약 중에서 알맞은 약을 골라주듯이, 컨텐츠도 골라서 준다. 건강소비자는 필요하면 일정금액을 지불하고 열어볼 수 있다.

건강컨텐츠는 내용이 좋다면 원가수준에서 기간사업자가 제작을 대행해줄 수 있다. 이익금은 물론 공유한다.

04 제약사와 의료기기 회사의 비즈니스플랫폼

제약산업과 기기사업 등 제조사업은 산업의 외적환경과 협력할 때 몇 가지 어려움을 갖는다.

하나는 시장의 니드를 쫓아갈 수 있는 창의적 아이디어와 기술의 발굴이다.

둘째는 임상시험이다. 특히 3차 임상시험은 얼마나 속도감있게 완수하느냐에 따라서 향후 수익에 막대한 영향을 미친다. 셋째는 마케팅이다. 우수약 우수기기를 의료진, 또는 환자에게 알려야 하는데 이러한 활동이 다양한 이유로 쉽지 않다. 마케팅 정상적 범위 내에서 역동적으로 활동을 할 수 있는 루트가 부족하다. 산업생태계의 부작용을 최소화하면서도 마케팅할 수 있는 방법을 만들어 주어야 한다.

이러한 어려움을 건강플랫폼이 해결을 해줄 수 있다.

첫째, 아이디어개발이다.

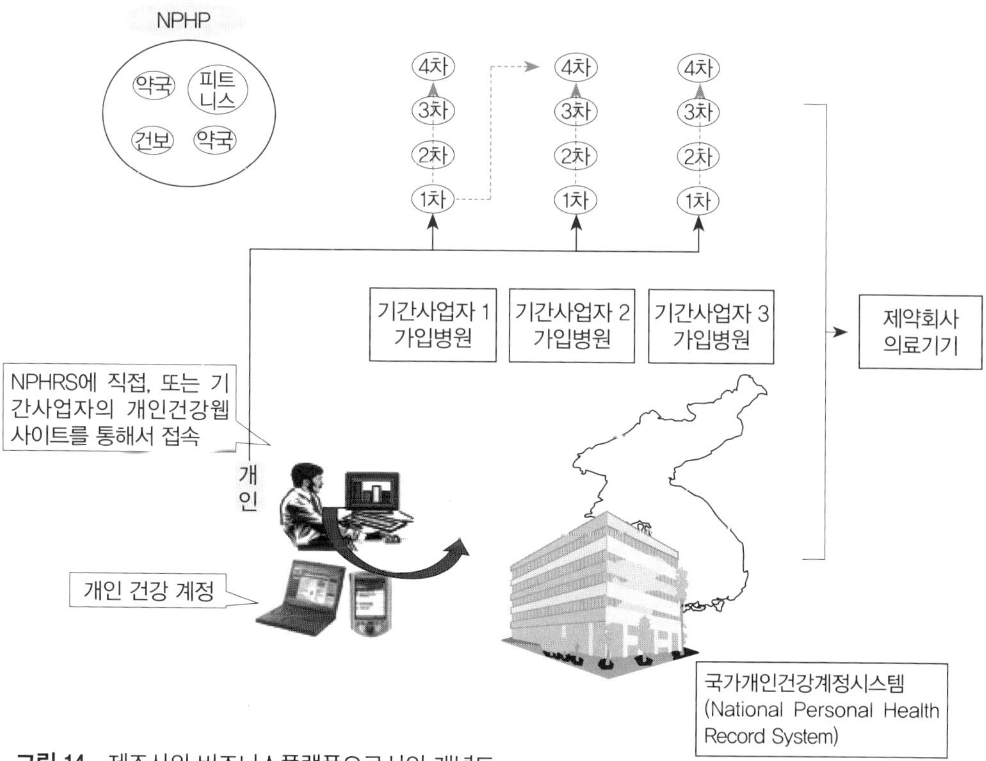

▶ **그림 14** 제조사의 비즈니스플랫폼으로서의 개념도

아이디어는 회원의 다양한 직역에서 아이디어가 도출될 수 있다. 그러나 이들이 아이디어를 가지고 있다고 해서 이것을 검증하고 현실화시키려면 이를 지원할 추진체가 필요하다.

그리다 보니 아이디어를 만들어 내고, 진행해보고 히는 것은 대형의료기관, 대학병원의 전유물이었다.

좋은 아이디어를 실행하려고 하면 논도 많이 들고 개인이나 소규모기관이 하기에 어렵고 절차도 복잡하다. 그러다 좋은 아이디어는 저녁의 피곤에 묻히고, 오전의 격무에 사라지곤 했다.

실행할 시간이 없었던 것이다. 그러나 플랫폼 내에서는 이러한 것을 성장시켜준다. 개인이 하기에 어려운 일을 간단하게 서비스번들을 제공하는 플랫폼이 되어 버려지는 아이디어가 없도록 하는 것이다. 만약 아이디어를 잘 정리해서 제출하기만 해도, 우선권을 준다면 의료관련한 매우 많은 생각이 혁신으로 이어질 것이다.

우수한 제품 하나에는 수천 개의 개선아이디어가 붙어야 상품화가 된다. 건강플랫폼에서는 서로의 생각내놓기가 원활해진다. 소위 클라우드 아이디어 소싱이 되는 것이다.

둘째는 임상시험이다. 임상시험의 가장 큰 어려움은 대상환자 모집이다. 제약 및 기기회사는 수탁기관에 용역을 주어 시행하거나, 의뢰한 임상시험을 대행하는 대학병원의 환자를 주로 모집대상으로 한다. 그러나 건강플랫폼 시스템 내에서는 의료기관과 함께 환자모집이 더 훨씬 용이하다.

셋째는 개발된 우수약, 우수기기들을 건강소비자회원과 건강공급자회원에게 알릴 수 있는 기회를 갖는다. 새로 출시된 제품의 가치를 알릴 수 있는 내적 경쟁의 장을 플랫폼이 마련해준다.

마케팅에 쏟아부을 돈의 일부를, 직접 써줄 환자와 건강공급자에게 투자함으로써 비용효율성을 올린다. 기간사업자의 회원(건강소비자, 건강공급자)은 이러한 것을 보면 수익이 되는 구조가 되어있으므로 정보전달이 용이하다. 광고를 보면 수익을 주는 사업모델이라고 이해해도 좋다. 그러나 이러한 마케팅비용의 재배치로 인해서 좀 더 정확하게 정보전달이 이뤄지고, 이렇게 빨라진 속도는 제품의 개선속도에 많은 영향을 끼친다. 이러한 기능은 산업의 경쟁력으로 이어진다.

05 소결

이렇게 구조화된 건강플랫폼은 의료산업과 공공의료,민간의료 운영에 발전의 틀로서 산업전체에 활력을 넣기에 용이하게 설계된다.

건강플랫폼의 성공요소와 이에 따른 플랫폼지원을 정리하였다.

▶ **표 5** 플랫폼 내의 성공요소의 반영 예

확장성	개방성 혁신을 통해서 혁신의 양과 질을 올리고 개선속도의 향상을 유도	건강소비자, 건강공급자의 개방형 혁신에 참여
호환성	선조직의 연결고리에서 구성원의 호환성 유지	1. 호환성에 기초한 구조설계 2. 회원(건강소비자,건강공급자)의 자유로운 이동 3. 개인건강웹사이트의 모든 기간사업자와 건강공급자처방의 호환성
연결성	수평, 수직통합이 가능하여 규모와 범위의 경제를 이끌 수 있도록 함	1. 건강소비자의 검색–방문–진료–퇴원–귀가–재활 각단계의 통합 서비스제공

▶ **표 5** 플랫폼 내의 성공요소의 반영 예(계속)

		2. 의원 간의 협진, 1, 2, 3차의료기관간 협진, 의료기관과 비의사건강공급자간의 협력 3. 제약, 기기, 물류, 통신의 연결 4. 개인건강 웹사이트의 모든 기간사업자와 건강공급자 처방의 연결성 5. 돈, 서비스 재화, 정보의 연결성
상업성	투자금액은 줄이고, 이익을 극대화하는 효율성확보	1. 제조(제약,기기)회사의 마케팅 연구 비용재배치로 인한 효율성 강화 & 속도강화 2. 제품의 신속한 피드백 및 보완 가능
보완성	국가의 기본 NPHRS 운영	NPHRS 기반에서 기간사업자가 서비스제공
투명성	평가를 통해 유입과 퇴출의 신뢰성 확보	1. 건강정보검색의 유효성과 투명성 2. 제품정보의 전달투명성 3. 구성원의 투명한 호환성 기간사업자의 모니터링의 투명성

이렇듯 여섯 가지 요소를 건강플랫폼의 구조에 구현함으로써 의료생태계를 건강하게 이끌 수 있도록 구성된다.

Part 06

건강플랫폼의 가치―Summary

▌건강플랫폼의 가치를 이해관계자별로 나눠서 살펴보자.

01 건강소비자

건강증진을 위한 소프트웨어환경의 구축으로 인한 편리성을 제공받는다.

(1) 예방과 밀착의료에 충실한 의료서비스 환경을 갖추게 된다.

1, 2, 3차 주치의 간의 연계진료 활성화를 통해서 개인의 건강에 대한 주치의 그룹이 만들어질 수 있다. 여기서 예방과 더불어 웹을 통한 찾아가는 서비스가 가능해진다. 연구와 산업발전 등은 플랫폼 내에서 대형기관이 주된 역할을 하지만, 가장 중요한 환자의 접점관리 부분에서는 1차의료기관이 주된 역할을 하게 된다. 한국의 상황에 알맞게 예방과 주치의를 통한 밀착의료가 가능해진다.

(2) 가족 또는 개인단위로서의 고객화(Customizing)된 진료가 가능하다.

개인별, 가족별로 주치의 시스템을 스스로 편성함으로써 지원의 유용성을 높이고 다른가족과는 다른, 그 가족만의 특징적인 건강적 약점을 개인건강 웹사이트에서 관리가 용이하다.

예를 들면 플랫폼 내에서는 기관지가 나쁜 경우에는 어려서부터 자녀에게 담배의 위험성에 대해서 지속적으로 알려주고, 금연을 습관화시키기에 유리하다.

암에 관련하여 가족력이 있는 경우에 해당 암의 조기에 나오는 여러 증상과 건강진단은 이 가족에게는 필수가 된다. 혹자는 DNA검사를 통해서 이러한 문제가 다 해결이 될 것이라고 생각하고 있지만 건강은 습관이므로 그렇게 해결이 되기는 쉽지 않다. 문화의 관점에서는 이러한 고객화는 매우 중요한 초석이 된다. 이를 통해서 의무교육부터 건강문화의 조기정착이 가능해진다.

(3) 의료기관뿐 아니라 다양한 건강공급자의 서비스의 제도권내의 유기적으로 협력된 서비스를 통합의학 처방전 형태로 제공받을 수 있다. 기존에는 의사의 약처방 이외에 받을 수 있는 처방이 많지 않았다. 건강식이 공급자, 운동, 대체의학공급자는 소비자 자신이 찾아서 직접 받아야 했다. 이 과정에서 중복치료, 치료 효과의 감소, 의료비 증가, 다양한 후유증을 경험했다. 그러나 다양한 의료가 검증되어 제도권으로 편입이 되면서 오히려 좀 더 합리적 서비스를 받을 수 있게 된 것이다.

(4) 의료비가 절감된다.

개인이 건강증진을 위해서 시행한 활동 중에서 진료와 직접 관계가 없는 것을 간접의료비라고 한다. 여기에는 간병비, 교통비, 노동력 손실 등이 들어간다. 이러한 금액이 추산컨대 약 20~30% 정도가 되는 것으로 추정된다. 이러한 부분을 절감하면 의료비 감소에 매우 중요한 역할을 하게 될 것이다. 이러한 절감부분이 바로 일부는 환자의 이익으로 돌아가고, 일부는 이러한 시스템의 비용으로 충당된다.

(5) 자기의 건강기록을 이용해서 다양한 수익사업을 할 수 있다. 제약과 기기 등의 임상시험 등에 참여할 수 있으며, 이를 통해 다양한 혜택을 받을 수 있다.

예를 들어 신약개발비용 중에 60%는 임상시험에 투자된다.

즉 전체비용이 100이라면 임상시험비용은 30정도라고 추산된다. 플랫폼 내에서는 이러한 비용이 낮아지면 일부금액이 참여하는 회원에게는 수익원이 될 수 있다. 임상시험비용의 재배치, 마케팅비용의 재배치라고 표현해도 좋을 것 같다.[31]

건강소비자가 해야 할 일도 있다.

우선 PHR을 국가 개인건강계정에 기록을 해야 한다. 이는 직접할 수도 있고, 의료진을 통해서 할 수도 있다. 또한 건강플랫폼시스템(HPS)을 통해서 이뤄진 비용절감부분을 다시 합리적 범위에서 서비스료로 지불해야 한다. 선택의 비용, 서비스의 비용을 지불해야 결과적으로 전체비용이 줄어들 수 있음을 인식해야 한다.

02 의료기관

의료기관의 가장 큰 혜택은 의료의 본질인 환자돌봄에 더욱더 충실할 수 있는 점이다. 개개의 의료기관이 해결을 해야할 여러 운영상의 어려움이 해결되면서 환자관리에 좀 더 집중을 할수 있다. 환자진료에 매진하면 병원의 경영도 개선되는 선순환이 마련된 것이 가장 큰 혜택이다.

(1) 의료기관과 건강서비스제공자와의 수직통합과 수평통합을 통해서 소비자에게 진료의 질과 양을 증대할 수 있다(지역내 협진, 중복진료감소, 연계진료 활성화, 유헬스근간확립).

(2) 마케팅보다는 환자진료노력에 따라 평가가 됨으로써 진료에 더욱 노력하게 되는 선순환의 기틀이 마련된다.

(3) 개방형 혁신(Open innovation)에 따른 아이디어제공의 사업화 및 초기 사업화 작업을 통해서 의료산입에 직간접으로 참여가 가능하다.

(4) 5세대 R&D에서 주요 역할을 하게 된다.(제약, 기기 등의

의료산업의 지원 및 수익공유가능) 의료기관도 해야 할 일이 있다.

(1) 환자와의 쌍방향 커뮤니케이션과, 의료기관 간의 쌍방향커뮤니케이션에 익숙해져야 한다.

(2) 기존의 의학뿐 아니라, 고객화된 의료를 위한 학습이 필요하다.

(3) 건강서비스제공자의 서비스를 연구와 검증을 통해서 제도권 내로 들어오도록 노력을 해야 한다.

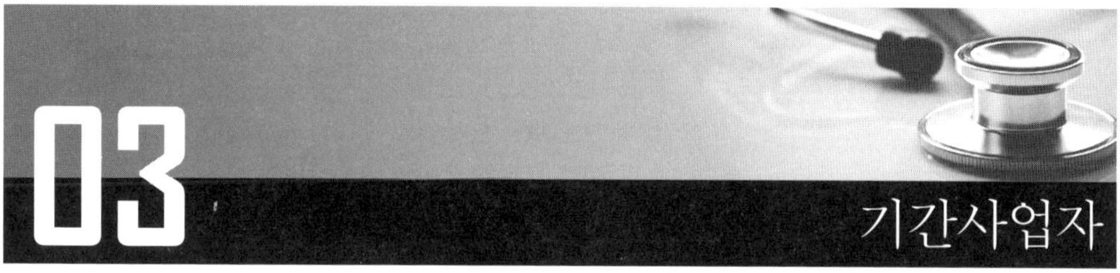

03 기간사업자

기간사업자는 1차의료기관과 더불어 의료발전에 중요한 역할을 한다. 이에 다음과 같은 이점이 있다.

(1) 소비자들과 의료공급자고객 간의 건강플랫폼시스템(HPS) 이용으로 인한 수익사업

(2) 제약, 기기의 용역사업수행

(3) 병원경영지원사업

(4) 수직 · 수평통합을 통해서 핵심역량창출

(5) 컨텐츠 생성 및 수익사업

(6) 의료관련기업의 사업 및 인큐베이션시행

이를 위해서 기간사업자는 다음과 같은 역할을 해야 한다.

(1) 소비자와 의료공급자의 이용 시스템구축

(2) 소비자서비스 편리성과 예방과 밀착 의료 관련 서비스를 네트워크 내의 회원과 공동개발

(3) 연구를 통한 비제도권의료를 EBM (Evidenced based medicine) 의료 내로 통합 노력의 가속화

(4) 병의원 경영지원시스템확충

04 비의사건강서비스제공 (Non Physician Health Provider)

NPHP가 얻게 되는 가치는 다음과 같다.

(1) 제도권 내에서 건강서비스가 이용될 수 있는 기회가 생긴다.

(2) 의료기관과 협력을 통해서 고정고객확보가 가능하고 이를 통해서 수익창출이 가능하다.

이에 건강서비스제공자는 건강제품이 제도권 내에서 의료기관과 발을 맞출 수 있도록 학문적 노력을 해야 한다.

이를 통해서 검증된 의료가 제도권에 들어갈 수 있도록 노력해야 함은 물론이다.

05 제약 및 기기사업

제조사업은 다음과 같은 가치를 얻게 된다.

(1) 건강플랫폼에서 개방성 혁신(Open innovation)을 통한 기술개발이 가속화된다. 이를 통해서 시장진출이 좀 더 용이해진다.

(2) 임상시험의 기간이 단축시킬 수 있다. 임상시험의 단축은 수익과 관련이 되기에 이를 빠른시간 내에 완료하는 것은 제약, 기기회사 입장에서는 매우 중요한 사항이다.

(3) 마케팅의 어려움을 플랫폼에서 어느 정도 해소할 수 있다. 내적 경쟁의 장이 없으면, 외향적 경쟁과 과도한 경쟁을 해야 한다. 그러나 내적 경쟁의 장에서는 기술의 발전이 좀 더 용이하게 된다.

이러한 공간을 통해서 기업의 중요한 업무인 마케팅이 용이하면서, 산업순환의 속도가 빨라진다.

이에 제약과 기기사업은 1차의료기관과 협력할 수 있는 방법을 찾고, 이를 소프트웨어화해야 한다.

06 의료클러스터

이미 경쟁국이 보유하지 못한 소비자 참여의 확대가 가능한 시스템으로 연구와 제품의 출시속도가 가속화된다.

또한 광범위한 테스트베드를 가짐으로써 제품에 완벽화를 기할 수 있다. 이를 위해서 첨단복합의료단지의 개방형 혁신(Open Innovation)과 임상시험, 제품의 마케팅 부분에서 지원을 받을 수 있도록 시스템화하여야 한다.

07 소결—우리에게 필요한 가치적 공진화

의료산업의 건강플랫폼은 가치적 공진화(Valuable co-evolution)를 유도하는 생태계구축을 위해서 꼭 필요한 시스템이다. 이를 통해서 제도개선을 통한 고객가치에 기여하고, 산업발전의 교두보로서, 공공의료의 강화에 꼭 필요한 기능을 제공할 시스템이 될 것이다.

▶ **표 6** 의료산업의 현재와 미래 그리고 해결방안

As is		To be		Solution	플랫폼 Healthcare system
Quality	병원의 경영& 운영 비효율	병원외 V/C상 효율화 증대 문화, 구매조달 조직역량		Just in Time 조직역량을 위한 지식 경영시스템	1. 개인의 주치의 그룹 2. 건강문화 3. 인프라확충 4. 지역의료기관의 활성화 5. 제5세대 R&D
	진료와 연계-대체의학 스포츠센터, 건보식품대체의학	건강관련 공급자의 Alliance		Total Medical provider 구축	
Accessment	접근성-양호하지만 우리동네 명의를 알아볼 수 없다.	내가원하는 의사를 고를 수 있다.	의사도 평생 고객관리 가능	의사의 평가 병원평가의 합리화 및 공개	
	편리성-병원방문 횟수를 줄여야 한다.	병원에 가지 않아도 진료가능		꼭 필요한 절차를 제외한 부가적인 것을 온라인에서 해결	

▶ **표 6** 의료산업의 현재와 미래 그리고 해결방안(계속)

	자료의 효율적 이용–병원 옮길 때 다 옮겨야 한다.	편리하게 소유	적재적소에 의료서비스 제공	클라우드시스템구축
신약 기기 바이오 산업 의료연구	신약, 기기, 바이오 산업 발전을 위한 융복합 부족	자료의 공유와 정보제공을 통한 융복합 실현	융복합을 통한 지식의 제품화, 산업은 DB 이용, 환자는 DB 로 수익사업	산,학,연의 연계 지식경영을 통한 복합체
의료비 상승	Cost의 상승	민간과 공공을 나눔		이원화의 제도 정착
의료제도 효율성	하나의 기관에서 성장과 분배를 조절	성장과 배분의 주무기관의 분리		성장은 시장에게 분배는 정부기관이
Mangerial efficiency	병원의 R&D 투자 IT 투자의 어려움	조직역량과 동적역량의 조화로운 산업구조		융합과 동시에 Player 간의 interface를 조절하는 산업인프라
산업의 양상	병원들의 경쟁방향–혼탁한 마케팅	기술과 실력의 경쟁		평가방향의 확립
	박스형 경쟁	체인화 경쟁		기간산업자의 참여유도
	책임전가의 제로섬게임	가치 창출의 포지티브섬 게임		가치로 판단받는 의료

Epilogue—이후의 남는 과제

내용을 간결하게 전달해 보려고 노력하였다.

조금만 상세히 적어보려고 할 때마다, 책이 두꺼워지는 느꼈다.

이러한 종류의 책은 한자리에 앉아서 뚝딱 읽어내지 않으면, 독자의 머리 속에 하나의 개념화된 그림을 전달하기가 쉽지 않다. 안 그래도 보건경제책들은 대부분 벽돌의 두께였고, 이를 처음 봤을 때의 부담이 기억났다. 가볍게 가져가서 한자리에서 뚝딱 읽어냄으로써 공감대를 형성할 수 있는 책이어야 했다. 적게 쓰기로 작정한 글인 만큼 에필로그에서는 두 가지 정도는 담고 싶다.

첫째, 건강플랫폼의 시행 시에 무엇이 가장 넘기 힘든 어려움일까.

다양한 의문이 제기될 수 있다. 개인이 PHR 사용하기가 어렵지 않을까? 기간사업자가 사업에 매력을 느껴서 들어올까? 의료기관과 협진 시 일어난 의료사고의 배상책임은 어떻게 나누지? 이익은 어떻게 나누며, 통합의료가 제도권에 들어오게 될까? 제약사의 소비자로의 Direct marketing이 문제가 없을까? 비의사건강공급자와 의사의 의료기관과 협진이 이뤄질까? 건강플랫폼운영비는 어떻게 조달하는가? 건강플랫폼 초기에 공진화까지의 임계치까지 활성화시키기 위해서는 어떻게 해야 하는가? 주치의제도도 쉽지 않은데 주치의그룹을 형성하는 것이 가능할까? 정보보안에 문제가 없을까? 등등 이외에도 열거하지 못한 의문이 많이 있을 것이다.

그러나 이러한 문제는 어렵겠지만 해결될 수 있다고 판단된다. 자세히 생각해보면 플랫폼을 만들고 건강소비자에게 필요성을 알리면, 나머지는 시간이 지나가면서 해결되는 일과 적정한 합의가 필요한 일만 남는다. 현재 대한민국의 관련산업의 시스템을 살펴보면 이를 추진하기에 크게 어렵지 않으며 보건경제의 구조에 비춰봐도 크게 부담이 가지 않는다. 필자가 생각하기에 더 어려운 것은 건강소비자에게 비용을 투자해야 비용이 낮춰지는 시대임을 어떻게 설명하는가이다. 지금 비용을 지불하지 않으면 미래에 더 많은 비용을 지불하게 됨을 알려주어야 하는데, 이것이 그 어떤 것보다도 어려운 일이라고 판단된다.

둘째, 건강플랫폼을 발전시키기 위해서 어떤 부분을 해결해야 하는가.

헬스케어에 발전에 필요한 것은 세 가지이다.

하드웨어, 소프트웨어, 휴먼웨어이다. 여러 어려움 속에서도 대한민국의 하드웨어는 어느 정도 갖춰지고 있으며, 건강플랫폼시스템(HPS)으로 해서 소프트웨어도 정비가 될 것이다. 문제는 휴먼웨어의 확보이다.

결국 모든 하드웨어와 소프트웨어는 휴먼웨어가 있어야 제대로 역할을 하게 될 것이다.

현재의 휴먼웨어는 그럼 어떤 문제점이 있는가?

휴먼웨어는 적재적소(適材適所) 그리고 적량(適量)이 배치가 되어야 한다.

즉 적절한 재능을 가진 사람을 적절한 위치에, 적절한 양이 있어야 한다.

헬스케어를 크게 네 분류로 나눠보면 다음과 같고 각각의 필요인재는 다음과 같다.

	의료서비스	의료제조업
민간	1. 민간의료서비스에 종사할 인재	3. 민간의료제조업에 종사할 인재
공공	2. 공공의료서비스에 송사할 인재	4. 공공의료제조업에 종사할 인재
	5. 전문성과 진문성을 연결하는 전문가	

3항과 4항은 같은 인력으로 해도 큰 차이가 없으므로, 나누는 의미가 없기에 3항으로 통일한다. 이에 1, 2, 3, 5항의 인력이 필요하다.

이렇게 크게 네 가지의 인력이 필요하다. 이러한 인력이 적량이 배치가 되어야 한다.

1항과 3항의 인재양성은 현재의 교육시스템과 배치시스템으로 유지 가능하다. 이러한 인력은 수요과 공급선에 따라서 움직이기 때문이다. 수익이 높은 산업은 자연히 인력이 모이게 마련이므로, 이는 산업현장의 상황을 교육기관에서 반영해서 인력양성을 하면 된다. 배치되는 방법은 우수한 인재가 가고 싶은 곳을 갈 수 있도록 교통정리가 가능하면 된다.

5항의 전문성과 전문성을 연결하는 전문가

깊이 있는 전문성이 요구되는 만큼, 양쪽의 전문적 교육을 이수한 사람들이 많아져야 하며, 이들이 일할 수 있는 위치를 확보해주어야 한다. 이들은 시너지창출에 중요한 역할을 한다.

기본적으로 다음 중 두 가지 전문성을 겸비하는 것이 좋겠다.

의학, 약학, 간호학, 전자기기계열학문, 법학, 경영학(금융, 전략, 조직, 마케팅), 행정학, 철학, 교육학 등이 그 주요전문성이며, 이들도 내부에서는 보다 세부적으로 나뉜다면 더 많아질 것이다.

MDMBA, PharmD-MBA, MD-JD, MD-행정학, MD-이공계열학과 등등 이들은 시너지가 필요한 위치에 가운데 서서, 양쪽의 장단점을 취합해 정반합의 진화를 이뤄나갈 수 있다. 이러한 복합학위와 더불어 실무경험이 필요한 인재들의 양성과, 이들이 활동할 수 있는 자리가 필요하다. 현재는 이러한 필요성은 느껴지고 있으나 이해관계자 간의 협력이 미비하고, 서로 큰 담을 쌓고 있는 상황에서 이들이 설 자리는 많지 않다. 설 자리가 많지 않으니 인력양성도 용이하지 않다.

2의 공공의료서비스에 종사할 인재부분의 양성이다.

과거에 공공의료서비스에 종사할 인재가 없었던 시절에는 민간(또는 민간과 같은)의료교육기관에 의해서 인재가 양성이 되고, 양성된 인재의 일부는 민간의료로, 다른 일부는 공공의료로 배치되어 종사하였다.

현재 공공의료서비스에 종사할 인재부분에서 몇 가지 문제점이 발견된다.

첫째는 숫자가 부족하다. 공공의료의사가 부족하고, 간호사가 부족하고, 이직율이 높다. 이러한 내용이 사회 이슈화될 때마다 의사, 간호사의 증원을 이야기하며 의료계의 반발에 부딪

혀 수면 아래로 가라앉고 있다. 그만큼 증원은 뜨거운 감자와 같다. 그러나 우리는 증원의 숫자만 이야기하는 것이 문제다. 증원의 방법이 더 중요하다.

민간(또는 민간과 같은)의료교육기관에 의해서 양성된 인재는 개인의 돈으로 교육을 이수했기에 수익이 높은 곳으로 이동하게 되어있다. 세계는 글로벌 시대이므로, 국내가 포화가 되었을 때는 해외로 나가게 되어있다. 의료인력은 직장선택 시 국내의 조건과 해외의 조건을 비교하여 선택하게 되어 있다.

현재는 글로벌 시대고, 의사와 간호사는 전 세계적으로 아직도 부족하다. 문제는 의료인력이 대부분 민간교육에서 받았기에 이러한 해외유출현상을 막을수 있는 장치가 부족하다. 이 부분에서의 논의가 부족하다.

이 부분을 해결할 수 있어야 공공의료서비스가 해결이 될 것이다.

단순히 현재의 의료인을 현재의 시스템에서 증원되면 해결될 것이라는 생각에서 벗어나야 한다. 방법에 따라서 협조를 얻을 수 있다.

교육의 방법, 교육이수 후의 활동범위, 공급의 체계와 수요조절, 현재의 의료시스템과의 상생방법 등이 그 주된 고민의 주제가 될 것이다.

이러한 논제를 제안하며 글을 마친다. 한국이 국민을 행복하게 하는 의료를 가질 수 있도록 같이 고민해 보았으면 한다. 끝까지 읽어주신 독자에게 감사함을 전한다.

참고문헌

1. David A Vise, and Mark Malseed,: The google story: New York BantamDell publishing group 2005, 78p

2. FAST company-http://www.fastcompany.com/most-innovative-companies/2011/Ups Dong-A Business Review Dec 2012 Issue 2. No119 45p의 재인용)

3. 김경준, 위대한 기업 로마에서 배운다, 원앤원북스 2006

4. Dean C. Doddington외 3인: Beyond managed care: Jossey BASS, A Willey Company SanFrancisco, 2000

5. Chang Y-C: Benefit of Co-operation on Innovative performance: Evidence from Intergrated Intergrated Circuits and Biotechnology Firms in The UK and Taiwan: R&D management vol 33. No4, 2003 pp.425-437

6. 첨단복한의료단지 2011, 12월 학술대회 강의록

7. Frost & Sullivan 보고서, 2010

8. 2030 미래세계사 비르지니레송, 휴매니스타 2012

9. Rosabeth Moss Kanter: Enrich the Ecosystem: Havard Business Review March. 2012에서 재인용

10. CEO 칭키스칸 김종래, 삼성경제연구소 2022

11. Michael F. ROIZEN, M.D. 외 1인: You The smart patien, A Division of Simon & Schuster, Inc 2006 "Choose wisely, and you could rest easy for many years to come-의사의 선택은 향후 몇년간의 인생의 quality를 결정한다."

12. Clayton M, Christensen 외 2인: The innovator's Prescription: McGrow-Hill company Inc. 2009.

13. 정재승, 전희주: 정재승의 도전무한지식 달 2008

14. 윤인모: 대한민국의료산업 세계의 강자를 꿈꿔라, 서울경제경영 2010

15. Porter M.E, Teisburger E.O: Redefining Healthcare. Havard Business School Press 2006

16. 조동성, M경영, 한스미디어 2006

17. Pawar. M: Social Capital?: The Social Journal vol 43, pp 211-216 2006 .

18. World Bank.: The Quality of Growth, WA: The World Bank.' 2006

19. Bourdieu. P.: The Forms of Capital'. in Richardson. J.(eds): Handbook of Theory and Research for Sociology of Education. Pp. 241-258. Westport. CT: Greenwood. Press. 1986

20. Helliwell, J.E.: Economic Growth and Social capital in Asia': NBER Working paper. No.5470. Cambridge. MA: National Bureau of Economic Research.) 1996

21. Chandler, A.D,,Jr.: Revolution in Transportation and Communication. In The Visible Hand: The Managerial Revolution in American Business. Cambridge. MA:Belknap Press, p. 120 1977.

22. www. Saesayon.co.kr 2012 6 8 여경훈 '불평등은 어떻게 세계경제를 침체루 몰아넣고 있는가'

23. Bateson. 박지동옮김 '정신과 자연' 까치 1998

24. Moore, J.F.,: Predator and Prey: A New Ecology of competition: Havard Business Review, Vol 71 No3, pp. 75-83 1993

25. Marco Iansiti and Roy Levien: Strategy as ecology: Harvard Business Review . March 2004)

26. Gawer A,:Platform Leadership: How Intel, Microsoft, and Cisco Drive Industry Innovation:, Havard Business School Press(Boston MA 2002.

27. 김기찬: 기업생태계관점에서의 연구개발전략과 플랫폼리더쉽: 대.중소기업 상생협력과 R&D의 시사 The korea Small business review vol 31 No2 157-175. June, 2009

28. 문휘창, 에코시스템전쟁시대: 경쟁전략도 진화한다 Dong-A Business Review Issue 1, No88 Sep 2011

29. Iansiti, Marco and Roy Levien: The Keystone Advantage: What the new Dynamics of Business Ecosystems Mean for strategy. Innovation, and Sustainablility,: Havard Business School Press(Boston: MA 2004)

30. 하영원: 고객과 가치공유한 마케팅, 3.0 한계와 발전방향은? Dong-A Business Review 1 No 116 20p November 2012

31. http://blog.daum.net/hsd6777/7508761

찾아보기

ㄷ

ㄹ

ㅁ

ㅂ

ㅅ

| 저자 소개 |

윤인모(Yoon InMo)

의사이면서 동시에 경영학석사, 박사학위를 취득한 융합형 인(人)이다. 이러한 배경을 통해서 의학, 의료와 경영학의 융합을 추구하고 있다. 양쪽의 학문에서 산업과 제도를 조망하며 얻은 지식을 현장에서 적용하는 업(業)을 하고 있다.

현재 유니메디성형외과대표원장, (주)닥터서비스 대표, 건강보험심사평가원 미래전략위원회 위원,보건복지부인력개발원의 '융합형 의료인 양성과정-MDMBA과정'의 주임교수, 서울과학종합대학원대학교 경영학과 겸임교수로 활동하고 있다.

한국헬스케어산업의 미래경쟁력(삼성경제연구소 2005, 교보문고스테디셀러), 대한민국의료산업 세계의강자를 꿈꿔라(서울경제경영,2010. 2011 문화관광부 우수학술도서)등을 서술하였나. 가톨릭의과대학교, 뉴욕주립대경영학석사, 서울과학종합대학원대학교 경영학박사를 취득하였다.

미래의료생태계와 건강플랫폼

HEALTHCARE PLATFORM

2013년 4월 15일 | 1판 1쇄 인쇄
2013년 4월 20일 | 1판 1쇄 발행

지은이 | 윤인모
발행인 | 김은중
발행처 | 서울경제경영출판사
편집디자인 | (주)우일미디어디지텍

주 소 | 120-808 서울특별시 서대문구 대현동 67-5 대현빌딩 6층
전 화 | 02)313-2682
팩 스 | 02)313-8860

등 록 | 1998년 1월 22일 제5-63호

ISBN 978-89-97937-11-0 93320 정가 15,000원